CORE Journal 循環器

CONTENTS ● no.1 2012 May

Perspective
総死亡の26％を占める循環器疾患にどう対応するか？

CQ & CORE

動脈硬化

CQ 1
スタチンにより糖尿病発症リスクは増大するか？ ……矢作直也 ほか 6

CQ 2
心筋梗塞患者でLDL-Cが100mg/dL未満であれば，
スタチン投与は不要か？ ……荒井秀典 ほか 12

CQ 3
糖尿病に対する厳格な血糖管理の効果は？ ……横手幸太郎 ほか 18

虚血性疾患

CQ 4
安定狭心症患者の予後改善としての治療選択はPCIか薬物療法か？
……西垣和彦 ほか 26

CQ 5
非保護左主幹部病変に対する血行再建は，CABGかDESか？
……浅野竜太, 住吉徹哉 ほか 32

CQ 6
DES治療後の2剤抗血小板療法はいつまで継続すべきか？
……上野高史, 光武良亮, 板家直樹 ほか 38

心不全

CQ 7
エビデンスによるループ利尿薬の使用方法とは？ ……辻野 健, 増山 理 ほか 44

CQ 8
心不全に伴う貧血を治療すべきか？ ……内藤由朗, 増山 理 ほか 50

不整脈

CQ 9
心房細動患者に対するカテーテルアブレーションの有効性は？ ……山根禎一 ほか 56

CQ 10
抗凝固療法適応のためのリスク評価はCHADS$_2$スコアか
CHA$_2$DS$_2$-VAScスコアか？ ……矢坂正弘 ほか 64

From the investigators
閉経後女性におけるスタチンの糖尿病発症リスク
……Annie L. Culver, Yunsheng Ma ほか 71

Proceedings
榊原カンファレンス
今回の症例：心房細動
薬物療法の経過からカテーテルアブレーション実施に至るまで ……編集：梅村 純 75

付録
EBM用語集 ……監修：名郷直樹 85
CQ & COREにて実施した文献検索について …… 87

取材協力：Mary Mosley

VOICE

Roger Blumenthal, Eliot A. Brinton	p. 11
Robert H. Eckel	p. 17
John Hall, Luis Ruilope	p. 24
Manesh R. Patel, Spencer B. King Ⅲ	p. 37
Manesh R. Patel, Dharam Kumbhani	p. 43
Michael Felker	p. 49
Clyde W. Yancy, Mariell L. Jessup	p. 55
Hugh Calkins, Walid Salida	p. 62
Albert L. Waldo	p. 70

編集委員一覧

代表
寺本　民生　　帝京大学医学部内科学教授

植木浩二郎　東京大学大学院医学系研究科代謝・栄養病態学准教授
卜部　貴夫　　順天堂大学医学部附属浦安病院脳神経内科教授
奥村　　謙　　弘前大学大学院医学研究科循環呼吸腎臓内科学教授
佐藤　幸人　　兵庫県立尼崎病院循環器内科部長
名郷　直樹　　武蔵国分寺公園クリニック院長
平山　篤志　　日本大学医学部循環器内科教授
横手幸太郎　千葉大学大学院医学研究院細胞治療内科学教授
吉川　　勉　　榊原記念病院循環器内科部長
楽木　宏実　　大阪大学大学院老年・腎臓内科学教授

編集協力
友池　仁暢　　榊原記念病院院長
梅村　　純　　榊原記念病院副院長

本誌の構成

『CORE Journal 循環器』は日本の実情を考慮し，より実践的な情報を提供するオピニオン・ジャーナルです。
本誌の「CQ & CORE」は以下の要素で構成されています。

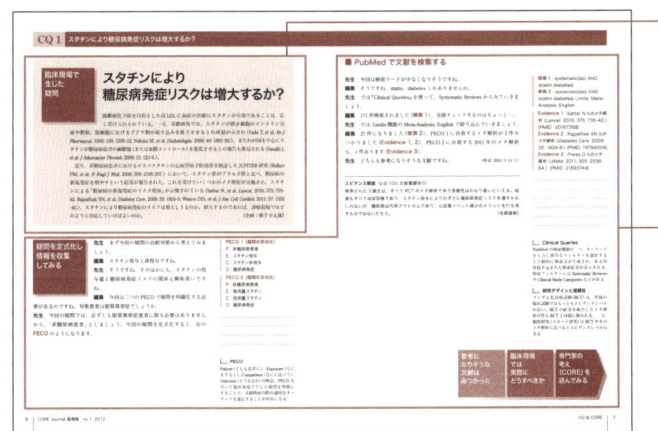

CQ 臨床現場で生じた疑問
日常診療で疑問視される重要なテーマ（疑問）を設定し，その疑問の背景について専門医が概説

疑問の定式化・情報収集
疑問に対する有用な情報をいかに得るかについて，PECO や PubMed を用いた簡便かつ実践的な方法を，会話形式で紹介

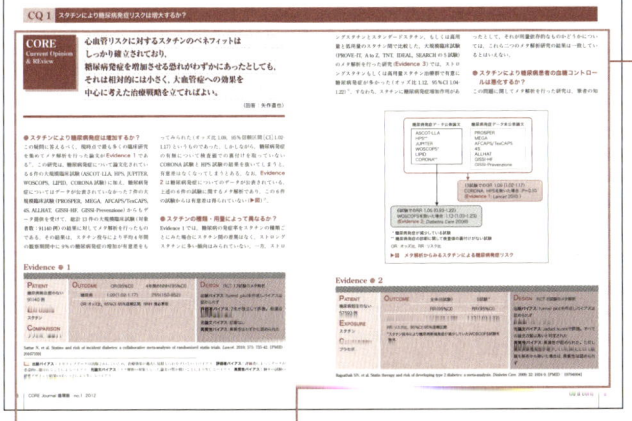

CORE 専門家による回答
専門的立場から，疑問に対する一定の見解を示すとともに，その見解に至るまでの思考過程について解説

Evidence
関連論文の要約
エビデンスの批判的吟味のために必要な，PECO やバイアスの有無などを含んだ文献要約を掲載。バイアスの有無については原著の記載に準じた。NNT，NNH は一部を除き論文の記述をもとに編集部にて算出した

VOICE 疑問に対する意見
それぞれの CQ に対する国内外の専門家からのさまざまな意見

Perspective

総死亡の26％を占める循環器疾患にどう対応するか？

寺本 民生　帝京大学医学部内科学

2002年のWorld Health Reportは，われわれに大きな衝撃を与えた。世界保健機関（WHO）の健康政策の大きな転換が表明されたからである。それまでのWHO施策は，low-income countriesの低栄養や感染症対策に傾注していたが，2002年を境に，急速に発展しつつある国々における動脈硬化性疾患の急増に対応すべく，過栄養や身体活動低下への対策を取るべきであることを表明した。これは，世界統計で心血管疾患の死亡率が30％と群を抜いて高く，悪性腫瘍の13％の2倍以上であったこと，その原因として肥満，高コレステロール血症，高血圧，さらに運動量の低下が危険因子になっていることが示されたからである。つまり，世界では心血管疾患対策こそが，世界寿命を延伸するためのもっとも効果的な方策であることが判明したのである。

日本での循環器疾患の現状

わが国の平成22年度人口動態調査では，脳血管疾患による死亡が死亡総数の10.3％，心疾患による死亡が15.8％を占め，循環器疾患による死亡は合わせて26％にのぼる。依然癌による死亡の29.5％には届かないが，脳血管疾患や心疾患による死亡率は癌ほど高くないことを考えると，その罹患率はかなり高いものと推定される。このことは，入院やその後のリハビリテーション，介護など患者自身のQOL低下はもちろん，医療経済という観点から考えると，わが国の医療費を圧迫する大きな原因であることは否めない。世界最長寿の超高齢社会を迎えたわが国の宿命的な問題といえよう。それゆえに，その予防対策は喫緊の課題といえるのである。

さて，このような疾患群を引き起こす危険因子としては，糖尿病，高血圧，脂質異常症，喫煙などが重要なものとしてあげられる。また，高齢化に伴い心房細動にかかわる問題，さらには心不全対策という究極の問題が大きな課題として急速に浮上してきている。

幸いなことに，これらの重要かつ日常的によく遭遇する疾患群については，治療エビデンスとストラテジーをまとめた各種診療ガイドラインが整備され，循環器疾患の基本的な治療対策はほぼ確立し，臨床現場の医師の間に浸透してきている。そのためか，わが国では，生活習慣が欧米化しつつあるにもかかわらず，心血管イベントは必ずしも激増してはいない。

ガイドラインと医療の現実のはざま

一方，グローバルにおいては，とくにhigh-income countriesの心血管イベント発症率が低減化しており，これが最近の大規模臨床試験の結果に大きく影響を与えている。通常，大規模臨床試験の計画立案時には，試験期間中の心血管イベントの発症率を予測し，治療によりその発症率を有意に低下させることを証明するに足る患者数をエントリーしなければならない。筆者が計画段階から関与しているいくつかのグローバルな試験では，中間解析を踏まえて，対象患者数を何度も再設定する必要が出てきているのが現状である。つまり，発症率が予想を超えて改善してきているの

であり，医療という側面からは大変好ましい状況ではあるが，大規模臨床試験を計画する面からいえば，治療の優位性を示す試験が極めて困難な時代になったことを痛感する次第である．今後，医療者はこのようなことも考慮してエビデンスを読んでいく必要があるものと思われる．

基本的には，診療ガイドラインはこのような治療エビデンスに基づいて作成されている．しかし，臨床上の問題になると必ずしもガイドラインでは取り上げることはできない場合もある．これらの問題に関しては，ガイドラインを軸に置きつつも，現場におけるさじ加減（経験に基づく医療）で対応するしかないというのも医療の現実である．しかし，このさじ加減こそ，何らかの根拠がなければならないということも見逃せない事実である．すなわち，Evidence-Based Medicine という観点からでは，個々の医師は，膨大な情報を整理し，必要な情報を抽出し，目の前の患者にもっともふさわしい治療法を選択するという作業が必要となってくる．しかし，わが国の医療事情を考えると，極めて多忙な臨床現場でこのような繊細な対応はかなり困難を伴うものではないかと思われるのである．

エビデンスを臨床現場で活かすために

循環器疾患では，①予防医学，② acute medicine としての虚血性心疾患に対する治療，そして，その予後を決定する③慢性期治療については，基本的な治療法がラインアップされたところである．といっても当然のことながら，基本線から外れた対応を迫られることが多いことも多くの医師が痛感しているところではないだろうか．たとえば，予防医学という観点からは，最近話題になっている2型糖尿病における血糖管理に関する問題である．多くの読者にとって，2型糖尿病では，高血圧，脂質異常症などの徹底した治療が，最終的なエンドポイントである循環器疾患の予防に有効であることはほぼ常識になっていることと思う．しかし，肝心の血糖自体の強化療法がイベント抑制に有効なのかという逆説的な議論に対しては確たる回答が得られていない．

もちろん，この問題についても多くのエビデンスは存在している．そこでは早急な結論を導く前に，それらのエビデンスをしっかり吟味し，なにゆえ逆説的な議論がなされているのかということを十分認識しておく必要があろう．それらのエビデンスをどのように解剖すれば，どのようなオピニオンが形成されるのか，識者のオピニオンに是非ともご期待いただきたいものである．

また，acute medicine としての急性冠症候群に対する対応，予後の改善にかかわる問題，そして循環器疾患の究極の問題として心不全に対する対応など，多くのエビデンスが出てきてはいるものの，十分なコンセンサスが得られていないものも多い．さらに，高齢化に伴う心房細動の発症や，それによる脳塞栓の対策も看過できない問題となってきている．

そこで本誌では，臨床現場での重要な疑問をとりあげ，その問いに答えるために，必要な情報をどのように集め整理するのかといった作業に始まり，現在入手可能なエビデンスをどのように解釈すべきか，あるいはそのエビデンスからどのような回答を導き得るのかといった繁雑極まる行程について，各専門家の視点を余すことなく注ぎ込み，一定のオピニオンとしてまとめていただくこととした．さらに，それらの問題に対して海外の専門家の意見も広く取り入れた．

このようなオピニオンに耳を傾け，今後どのような治療対策が可能なのかについて，臨床家諸兄に獲得していただければ，「CORE」の目的を達することとなる．そのようになることを期待するところである．

CQ1 スタチンにより糖尿病発症リスクは増大するか？

臨床現場で生じた疑問

スタチンにより糖尿病発症リスクは増大するか？

動脈硬化予防を目的とした高LDL-C血症の治療にスタチンが有効であることは，広く受け入れられている。一方，基礎研究では，スタチンが膵β細胞のインスリン分泌や脂肪，筋細胞におけるブドウ糖の取り込みを低下させるとの成績が示され（Yada T, et al. *Br J Pharmacol*. 1999; 126: 1205-13, Nakata M, et al. *Diabetologia*. 2006; 49: 1881-92.），またわが国を中心にスタチンが糖尿病患者の耐糖能（または血糖コントロール）を悪化させるとの報告も散見される（Sasaki J, et al. *J Atheroscler Thromb*. 2006; 13: 123-9.）。

近年，非糖尿病患者におけるロスバスタチンの心血管病予防効果を検証したJUPITER研究（Ridker PM, et al. *N Engl J Med*. 2008; 359: 2195-207.）において，スタチン群がプラセボ群と比べ，糖尿病の新規発症を増やすという結果が報告された。これを受けていくつかのメタ解析が実施され，スタチンによる「糖尿病の新規発症のリスク増加」が示唆されている（Sattar N, et al. *Lancet*. 2010; 375: 735-42, Rajpathak SN, et al. *Diabetes Care*. 2009; 32: 1924-9, Waters DD, et al. *J Am Coll Cardiol*. 2011; 57: 1535-45.）。スタチンにより糖尿病発症のリスクは増大しうるのか，増大するのであれば，診療現場ではどのように対応していけばよいのか。

（企画：横手幸太郎）

疑問を定式化し情報を収集してみる

先生 まず今回の疑問の比較対照から考えてみましょう。

編集 スタチン投与と非投与ですね。

先生 そうですね。そのほかにも，スタチンの投与量と糖尿病発症リスクの関係も興味深いですね。

編集 今回は二つのPECOで疑問を明確化する必要があるのですね。対象患者は脂質異常症でしょうか。

先生 今回の疑問では，必ずしも脂質異常症患者に限る必要はありませんから，「非糖尿病患者」としましょう。今回の疑問を定式化すると，右のPECOのようになります。

PECO 1（疑問の定式化）
- P：非糖尿病患者
- E：スタチン投与
- C：スタチン非投与
- O：糖尿病発症

PECO 2（疑問の定式化）
- P：非糖尿病患者
- E：高用量スタチン
- C：低用量スタチン
- O：糖尿病発症

📖 PECO

Patient（どんな患者に），Exposure（なにをすると），Comparison（なにに比べて），Outcome（どうなるか）の略語。PECOを用いて臨床現場で生じた疑問を明確にすることで，文献検索の際の適切なキーワードを選定することが容易になる

■ PubMed で文献を検索する

先生 今回は検索ワードが少なくなりそうですね。
編集 そうですね。statin, diabetes しかありませんね。
先生 では『Clinical Queries』を使って，Systematic Reviews からみていきましょう。
編集 171 件検索されました（**検索 1**）。全部チェックするのはちょっと…。
先生 では，Limits 機能で Meta-Analysis, English を選択して絞り込んでいきましょう。
編集 27 件になりました（**検索 2**）。PECO 1 に合致するメタ解析が 2 件みつかりました（**Evidence 1, 2**）。PECO 2 に合致する 2011 年のメタ解析も，1 件あります（**Evidence 3**）。
先生 どちらも参考になりそうな文献ですね。

（検索：2011 年 11 月，なお 2012 年 5 月現在 Limits は filters に名称が変更された）

エビデンス解説（p.8–10 に文献概要あり）
検索された 3 論文は，すべて RCT のメタ解析であり信頼性はかなり高いといえる。結果もすべてほぼ同様であり，スタチン投与によりわずかに糖尿病発症リスクを増すかもしれないが，糖尿病は代用アウトカムであり，心血管イベント減少のメリットを打ち消すものではないだろう。　　　　　　　　　　　　　　　　　　　　　　　（名郷直樹）

検索 1：systematic[sb] AND (statin diabetes)
検索 2：systematic[sb] AND (statin diabetes) Limits: Meta-Analysis, English

Evidence 1：Sattar N らのメタ解析（*Lancet*. 2010; 375: 735-42.）[PMID：20167359]
Evidence 2：Rajpathak SN らのメタ解析（*Diabetes Care*. 2009; 32: 1924-9.）[PMID：19794004]
Evidence 3：Preiss D らのメタ解析（*JAMA*. 2011; 305: 2556-64.）[PMID：21693744]

📖 Clinical Queries
PubMed の検索機能の一つ。キーワードを入力し簡単なフィルターを選択すると自動的に検索式が生成され，ある程度絞り込まれた検索結果が表示される。検索フィルターには Systematic Reviews や Clinical Study Categories などがある

📖 研究デザインと信頼性
ランダム化比較試験（RCT）は，単独の臨床試験ではもっともエビデンスレベルが高い。RCT の結果を統合したメタ解析の質も RCT と同様に扱われる。一方，観察研究（コホート研究）は RCT やそのメタ解析に比べるとエビデンスレベルは劣る

参考になりそうな文献はみつかった ▶ 臨床現場では実際にどうすべきか ▶ 専門家の考え（CORE）を読んでみる

CQ 1　スタチンにより糖尿病発症リスクは増大するか？

CORE
Current Opinion
& REview

心血管リスクに対するスタチンのベネフィットは
しっかり確立されており，
糖尿病発症を増加させる恐れがわずかにあったとしても，
それは相対的には小さく，大血管症への効果を
中心に考えた治療戦略を立てればよい。

（回答：矢作直也）

● スタチンにより糖尿病発症は増加するか？

この疑問に答えるべく，現時点で最も多くの臨床研究を集めてメタ解析を行った論文が Evidence 1 である[1]。この研究は，糖尿病発症について論文化されている6件の大規模臨床試験（ASCOT-LLA, HPS, JUPITER, WOSCOPS, LIPID, CORONA 試験）に加え，糖尿病発症についてはデータが公表されていなかった7件の大規模臨床試験（PROSPER, MEGA, AFCAPS/TexCAPS, 4S, ALLHAT, GISSI-HF, GISSI-Prevenzione）からもデータ提供を受けて，総計13件の大規模臨床試験（対象者数：91140 例）の結果に対してメタ解析を行ったものである。その結果は，スタチン投与により平均4年間の観察期間中に9％の糖尿病発症の増加が有意差をもってみられた（オッズ比 1.09，95％信頼区間［CI］1.02-1.17）というものであった。しかしながら，糖尿病発症の有無について検査値での裏付けを取っていない CORONA 試験と HPS 試験の結果を抜いてしまうと，有意差はなくなってしまうとある。なお，Evidence 2 は糖尿病発症についてのデータが公表されている，上述の6件の試験に関するメタ解析であり，この6件の試験からは有意差は得られていない（▶図）[2]。

● スタチンの種類・用量によって異なるか？

Evidence 1 では，糖尿病の発症率をスタチンの種類ごとにみた場合にスタチン間の差異はなく，ストロングスタチンに多い傾向はみられていない。一方，ストロ

Evidence ● 1

PATIENT	OUTCOME			DESIGN	RCT 13試験のメタ解析
糖尿病既往歴のない 91140 例		OR(95%CI)	4年間のNNH(95%CI)	出版バイアス：funnel plot を作成しバイアスは認められず	
	糖尿病	1.09(1.02-1.17)	255(150-852)	評価者バイアス：2名が独立して評価。相違は別の評価者が解決	
EXPOSURE スタチン	OR：オッズ比，95%CI：95%信頼区間，NNH：害必要数			元論文バイアス：記載なし	
COMPARISON プラセボ，標準ケア				異質性バイアス：異質性はわずかに認められた	

Sattar N, et al. Statins and risk of incident diabetes: a collaborative meta-analysis of randomised statin trials. *Lancet*. 2010; 375: 735-42. [PMID：20167359]

出版バイアス：ネガティブデータは出版されにくいため，治療効果が過大に見積もられやすいというバイアス　**評価者バイアス**：評価者によってデータが恣意的に選ばれることによるバイアス　**元論文バイアス**：メタ解析の対象となった論文の質が低いことにより生じるバイアス　**異質性バイアス**：個々の試験の研究デザインや結果のばらつきにより生じるバイアス

ングスタチンとスタンダードスタチン，もしくは高用量と低用量のスタチン間で比較した，大規模臨床試験（PROVE-IT, A to Z, TNT, IDEAL, SEARCH の5試験）のメタ解析を行った研究（**Evidence 3**）では，ストロングスタチンもしくは高用量スタチン治療群で有意に糖尿病発症が多かった（オッズ比1.12, 95%CI 1.04-1.22）[3]。すなわち，スタチンに糖尿病発症増加作用があったとして，それが用量依存的なものかどうかについては，これら二つのメタ解析研究の結果は一致しているとはいえない。

● **スタチンにより糖尿病患者の血糖コントロールは悪化するか？**

この問題に関してメタ解析を行った研究は，筆者の知

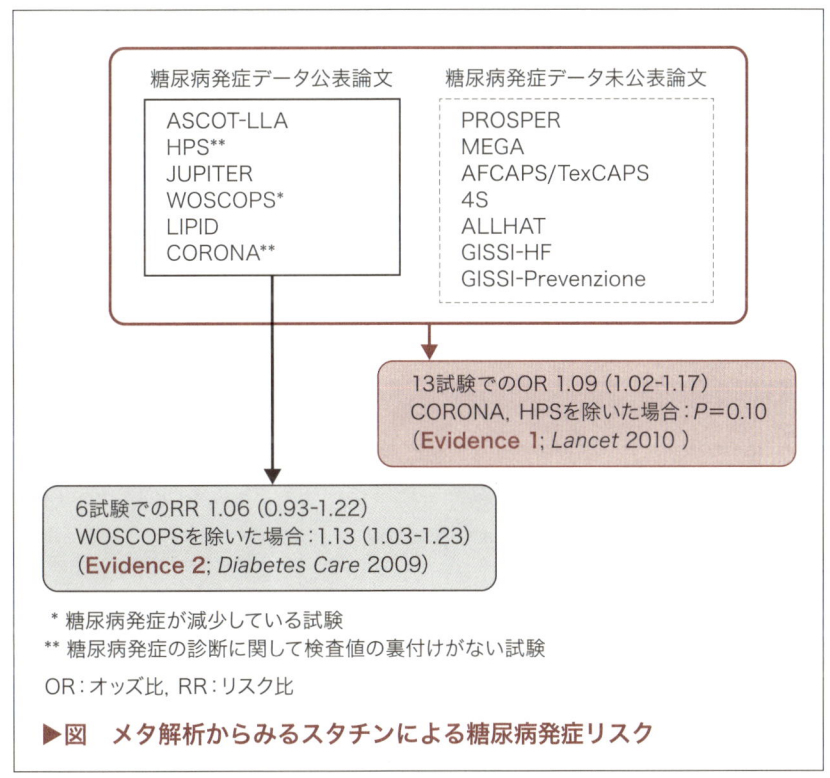

▶図　メタ解析からみるスタチンによる糖尿病発症リスク

Evidence ● 2

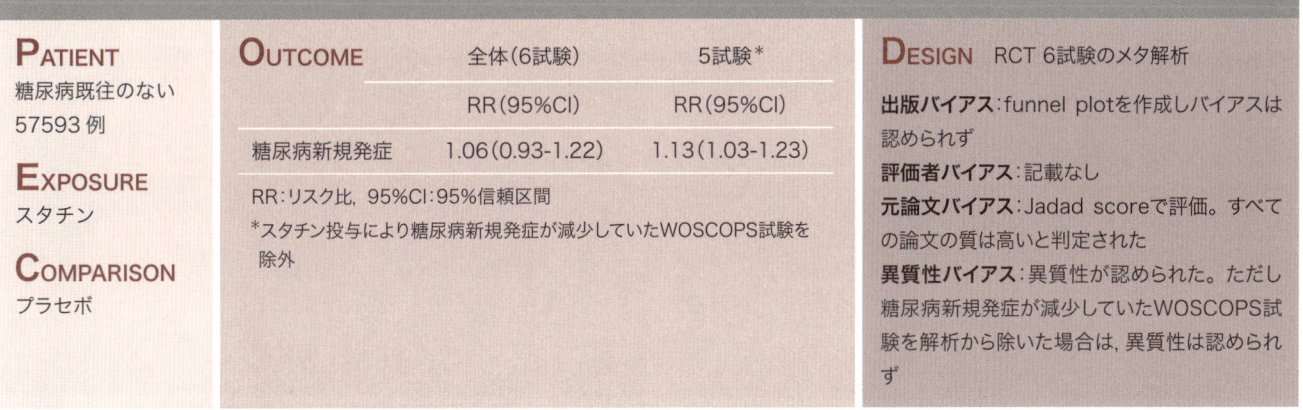

Rajpathak SN, et al. Statin therapy and risk of developing type 2 diabetes: a meta-analysis. *Diabetes Care*. 2009; 32: 1924-9. [PMID：19794004]

CQ 1 スタチンにより糖尿病発症リスクは増大するか？

る限りではまだ文献報告はないが，2型糖尿病に対するスタチンの一次予防効果を示した大規模臨床試験であるCARDS試験においては，プラセボ群との間でHbA1c値に差異はみられなかった[4]。

● まとめ

スタチンが糖尿病発症リスクを増大させるかどうかについて，基礎研究も含め，完全に整合性をもった結論はまだ得られていないと筆者は考える。一方，糖尿病発症予防については，食事療法・運動療法の効果は大きく，DPP試験等でも生活習慣介入のもたらす効果の強さは裏付けられている[5]。診療現場において，スタチンの糖尿病発症リスクに過敏になる必要はないものと考えられる。

■ 回答：矢作直也（筑波大学医学医療系内分泌代謝・糖尿病内科）

プロフィール ● 1994年東京大学医学部医学科卒業。東京大学糖尿病代謝内科にて糖尿病や脂質異常症の臨床ならびに基礎研究に従事。2008年より分子エネルギー代謝学特任准教授，11年より筑波大学内分泌代謝・糖尿病内科准教授。肥満・糖尿病の病態メカニズムにnutrigenomicsの新しい手法からアプローチする基礎的研究とともに，糖尿病の早期診断を目指す新たな試み（「糖尿病診断アクセス革命」）など，基礎から臨床までを対象とした幅広い研究を行っている。

参考文献

1) Sattar N, et al. *Lancet*. 2010; 375: 735-42. [PMID：20167359]
2) Rajpathak SN, et al. *Diabetes Care*. 2009; 32: 1924-9. [PMID：19794004]
3) Preiss D, et al. *JAMA*. 2011;305: 2556-64. [PMID：21693744]
4) Colhoun HM, et al. *Lancet* 2004; 364: 685-96. [PMID：15325833]
5) Knowler WC, et al. *N Engl J Med*. 2002; 346: 393-403. [PMID：11832527]

Evidence ● 3

PATIENT	OUTCOME			DESIGN
糖尿病の既往のない32752例		OR（95%CI）	1年間のNNH	RCT 5試験のメタ解析
	糖尿病新規発症	1.12（1.04-1.22）	498	出版バイアス：funnel plotを作成し，バイアスは認められず
EXPOSURE	OR：オッズ比，95%CI：95%信頼区間，NNH：害必要数			評価者バイアス：2名が独立して評価。相違は別の評価者が解決
高用量スタチン				元論文バイアス：2名が独立して評価。論文の質は高いと判定された
COMPARISON				異質性バイアス：異質性は認められず
中等量スタチン				

Preiss D, et al. Risk of incident diabetes with intensive-dose compared with moderate-dose statin therapy: a meta-analysis. *JAMA*. 2011; 305: 2556-64. [PMID：21693744]

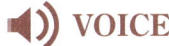
VOICE

Roger Blumenthal
Professor of Medicine, Director of Preventive Cardiology, Johns Hopkins University

絶対数は多くない，治療方法はこれまで通り

2010年に報告されたメタ解析では，4年間のスタチン投与で，255例に1例の割合で新規糖尿病が発症することが推定されました（**Evidence 1**）。一方，心血管イベントは255例に5.4例の割合で予防できることが示されています。また，JUPITER試験の解析では女性で約50％のリスク増加，Women's Health Initiative（WHI）のデータでは閉経後女性で約50％リスク増加が認められています。特定の患者においてはスタチン投与が血糖値上昇と関連する可能性はありますが，血糖値が上昇した患者の「絶対数」はそれほど多くありません。

たしかに，とくに女性においてはスタチンによる糖尿病発症リスクに留意すべきです。しかし，スタチンの心血管イベント抑制という大きなベネフィットを考えると，私は，スタチンによる治療方法を変える必要はないと思います。血糖値の問題は，運動や食習慣の改善によってある程度相殺することができます。

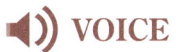
VOICE

Eliot A. Brinton
Director of Atherometabolic Research, Utah Foundation for Biomedical Research

これまで通りできるだけ高用量を用いる

たしかに，スタチンによって糖尿病発症リスクは10-20％増大することが複数のデータで示されています。しかし，その関与の度合いは，スタチンの動脈硬化症予防効果（心血管イベントの30-40％の減少）に比べると小さなものです。リスク対効果比は1:7，つまり，糖尿病が新規に1例発症するかわりに，心血管イベントは7例予防できます。私は，これまでと同様にスタチンを用いればよいと考えています。

さらに，できるだけ高用量を用いるべきだと思います。用量が多ければ糖尿病発症リスクはより高く，心血管イベント予防効果もより高くなります。そのリスク対効果比は1:3，つまり，糖尿病発症1例に対し，3例の心血管イベントを回避できます。これは一次予防の治療として妥当であると考えます。

すでに糖尿病を認める患者においても，スタチンは血糖コントロールを不良にさせるリスクがありますが，脂質管理が必要な患者にはスタチンを用いるべきです。スタチンを投与し，血糖についてはその他の治療によってコントロールする手立てを考えるべきだと思います。

■ CQ1企画：横手幸太郎（千葉大学大学院医学研究院細胞治療内科学）
■ 協力：名郷直樹（武蔵国分寺公園クリニック）

CQ 2　心筋梗塞患者でLDL-Cが100mg/dL未満であれば，スタチン投与は不要か？

臨床現場で生じた疑問

心筋梗塞患者でLDL-Cが100mg/dL未満であれば，スタチン投与は不要か？

　高LDL-C血症患者におけるスタチンの心血管病予防効果はすでに確立している。とくに二次予防，すなわち冠動脈疾患の既往例では，LDL-C値100mg/dL未満が国内外において管理目標として設定されている。そもそも，1996年に発表されたCARE試験（Sacks FM, et al. *N Engl J Med*. 1996; 335: 1001-9.）において，ベースライン時のLDL-C値が平均139mg/dLの心筋梗塞既往例にプラバスタチン40mg/日を投与し，LDL-C値を平均97mg/dLまで32％低下させたところ，プラセボに比べて主要心血管イベントを24％抑制できたことが，この「100mg/dL未満」の一つの根拠となっている。

　その後欧米では，TNT試験（LaRosa JC, et al. *N Engl J Med*. 2005; 352: 1425-35.）に代表される積極的脂質低下治療の成績が示され，ハイリスク患者の二次予防に向けては，LDL-C値をさらに低い70-80mg/dL未満に低下させることも推奨されている。では，心筋梗塞初発患者のLDL-C値がはじめから100mg/dL未満であった場合，そのまま生活習慣の改善で様子をみるべきだろうか，ただちにスタチンを投与すべきだろうか。

（企画：横手幸太郎）

疑問を定式化し情報を収集してみる

先生　今回はスタチン投与の是非についての疑問ですね。まずアウトカムについて考えてみましょう。

編集　対象が心筋梗塞患者ですから，スタチンによる二次予防効果，すなわち心筋梗塞の再発がアウトカムになるのでしょうか。

先生　そうですね。さらに，心血管死や死亡といった「真のアウトカム」を加えることを忘れないようにしましょう。今回の疑問を定式化すると，右のPECOのようになります。

PECO（疑問の定式化）
- P：LDL-C＜100mg/dLの心筋梗塞既往例
- E：スタチン
- C：プラセボ
- O：心筋梗塞，心血管死，死亡

📖 PECO

Patient（どんな患者に），Exposure（なにをすると），Comparison（なにに比べて），Outcome（どうなるか）の略語。PECOを用いて臨床現場で生じた疑問を明確にすることで，文献検索の際の適切なキーワードを選定することが容易になる

■ PubMedで文献を検索する

先生 今回は手強い検索になりそうです。cholesterol, infarction, intensiveの3単語で『clinical queries』を使ってみましょう。

編集 LDL-C＜100mg/dL, statinという条件は無視してよいのですか。

先生 検索式で絞り込むことは考えない方がよいです。それ以外の条件で大まかに検索し, 各論文で対象患者を確認したほうが近道です。

編集 では, 早速検索してみますと, Systematic Reviewsでは15件となりました（**検索1**）。アブストラクトを読みましたが, 今回のPECOについての検討結果は記載されていません。

先生 アブストラクトでは触れられていなくても, ベースライン時のLDL-C値による層別解析が行われている可能性があります。少し大変ですが, 文献の本文を確認していきましょう。

編集 CTT Collaborationによる2010年の文献で, ベースライン時のLDL-C値による層別結果が報告されていました（**Evidence 1**）。

先生 対象患者は心筋梗塞既往例のみではありませんが, 参考になると思います。今度は同じ検索語で, Clinical Study Categoriesでみてみましょうか。

編集 『Scope』を"Narrow"にすると50件検索されました（**検索2**）。

先生 日本人を対象とした2011年の文献がありますね。

編集 対象が冠動脈狭窄患者となっており, 今回のPECOには合致しないようです。

先生 そうですね。ただ対象が日本人ですし, ベースラインでのLDL-Cは低いようですので, 十分参考になると思います（**Evidence 2**）。

（検索：2011年11月）

エビデンス解説（p.15-16に文献概要あり）

Evidence 1 はメタ解析の層別解析であり統計学的有意差もなく, 信頼性はあまり高いとはいえない。この結果からは, LDL-Cを下げれば下げるほどよいと結論づけるには至らなかったと考えるべきだろう。日本の試験であるEvidence 2 は, 狭心症も含まれるより低リスクな患者が対象ではあるが, 死亡を含む一次複合エンドポイントは強化治療により増える傾向にあった。世界の基準からみると日本人の患者では低リスクの患者が多いこと, スタチン投与による副作用リスクと費用のことをそれぞれ加味して考えると, 厳格な脂質低下療法の限界を示しているようにもみえる。

（名郷直樹）

検索1：systematic[sb] AND (cholesterol infarction intensive)

検索2：(Therapy/Narrow[filter]) AND (cholesterol infarction intensive)

Evidence 1：CTT Collaborationによるメタ解析（*Lancet*. 2010; 376: 1670-81.）
[PMID：21067804]

Evidence 2：JCAD II 試験（*Circ J*. 2011; 75: 2062-70.）
[PMID：21817806]

■ Clinical Queries

PubMedの検索機能の一つ。キーワードを入力し簡単なフィルターを選択すると自動的に検索式が生成され, ある程度絞り込まれた検索結果が表示される。検索フィルターにはSystematic ReviewsやClinical Study Categoriesなどがある

■ 研究デザインと信頼性

ランダム化比較試験（RCT）は, 単独の臨床試験ではもっともエビデンスレベルが高い。RCTの結果を統合したメタ解析の質もRCTと同様に扱われる。一方, 観察研究（コホート研究）はRCTやそのメタ解析に比べるとエビデンスレベルは劣る

| 参考になりそうな文献はみつかった | 臨床現場では実際にどうすべきか | 専門家の考え（CORE）を読んでみる |

CQ 2　心筋梗塞患者でLDL-Cが100mg/dL未満であれば，スタチン投与は不要か？

CORE
Current Opinion
& REview

わが国におけるエビデンスは十分ではないが，メタ解析の結果から，スタチンによる心血管イベント抑制効果はベースラインのLDL-Cに依存せず，たとえLDL-Cが100mg/dL未満であってもスタチン投与を考慮すべきである。

（回答：荒井秀典）

● はじめに

いったん心筋梗塞を発症すると，急性期における死亡率が高いのみならず，再発率も高くなる。再発予防にスタチンが有効であるとの大規模臨床試験の結果をふまえて，現在の『動脈硬化性疾患予防ガイドライン2007年版』においては二次予防のためのLDL-C管理目標値は100mg/dL未満となっている。

● RCTでは強力に脂質管理を行うことを支持

残念ながら，これまでわが国において冠動脈疾患既往患者を対象とし，心血管イベントをエンドポイントとしたスタチンによるRCTの結果は発表されていない。しかしながら，欧米ではすでに心筋梗塞や狭心症を発症した患者を対象として，スタチンを用いた二次予防試験が数多く実施されている。

ベースラインのLDL-Cが高い集団を対象として行った4S試験[1]，比較的LDL-Cが正常に近い集団で行ったCARE[2]，LIPID試験[3]では，スタチンはプラセボに比べ有意に心血管イベントを抑制した。これら4S，CARE，LIPID試験は急性冠症候群(ACS)発症後3ヵ月以上経過後に介入を行ったRCTであるが，ACS患者を対象として比較的早期からスタチンによる介入を行ったRCTとしては，MIRACL[4]，PROVE IT-TIMI 22試験[5]がある。MIRACL試験においてはACS発症96時間以内にアトルバスタチン80mg/日を投与した結果，4ヵ月後の死亡，主要心血管イベント発症がプラセボに比べ16％低下した。PROVE IT-TIMI 22試験では，ACS発症10日以内にアトルバスタチン80mg/日とプラバスタチン40mg/日いずれかの投与を行うようランダム化し，平均2年間追跡した。その結果アトルバスタチン群はプラバスタチン群に比べ，死亡，主要心血管イベントの発症が16％有意に低下した。また，ACS患者を対象として，PCI施行12時間前に80mg，2時間前に40mgのアトルバスタチンを投与することにより，PCI後30日以内の主要有害心イベント発症を有意に抑制することを示したARMYDA-ACS試験の結果も報告されている[6]。

ACS発症後早期にスタチンを開始することにより心血管イベントの抑制効果が早期に得られるだけでなく，より強力にLDL-C低下療法を行ったほうがACS後の二次予防効果が大きいことが示された。このように多くの大規模臨床試験の結果から，二次予防においてはスタチン投与が標準治療となっている。

● メタ解析ではベースラインのLDL-Cによらずイベント抑制

ACS発症後14日以内にスタチンを投与した13のRCT(17963例)のメタ解析では，2年以上の観察期間で心血管イベントが有意に19％抑制されており，イベント抑制効果は4ヵ月から認められることが明らかとなった[7]。さらに，RCT 26試験，約17万例を対象としたメタ解析(Cholesterol Treatment Trialists' Collaboration; **Evidence 1**)[8]では，スタチン投与群と対照群を比較した21試験と，スタチンによる標準的治療群と高用量のスタ

チンを用いたより強力な脂質低下治療群を比較した5試験が解析されており，スタチン投与群，より強力な脂質低下治療群あわせて年間平均0.8％の心血管イベントの発症低下が示されている。また，本メタ解析においてはベースラインのLDL-Cに関係なく，ほぼ等しく主要心血管イベント抑制効果が認められることが示されている。

● ACS発症後のLDL-C低下を加味する必要性

日本においては，心筋梗塞患者を対象とした二次予防のためのスタチンによる介入試験は行われていないが，観察研究であるCREDO-Kyotoの結果は報告されている[9]。本研究は，PCIあるいはCABG後にスタチン治療を受けた群と受けていない群を比較し，スタチン治療を受けた群では有意に全死亡，ならびに心血管死が抑制されたことが示された。また，ベースラインの総

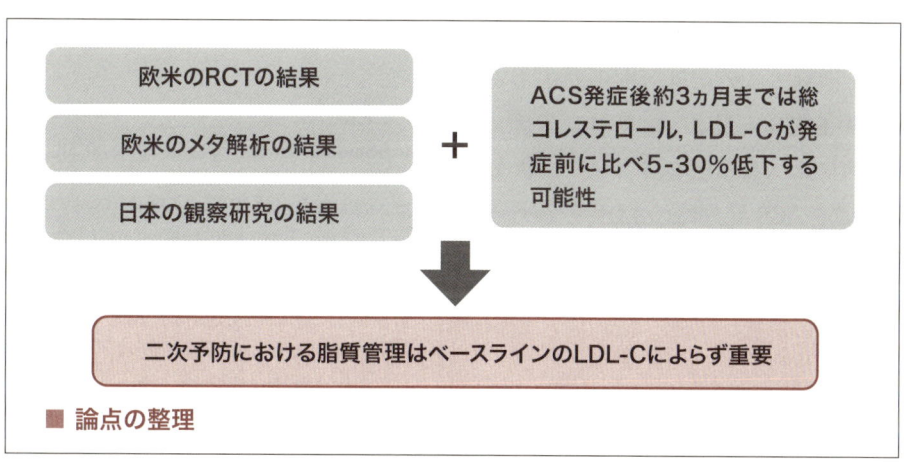

■ 論点の整理

Evidence ● 1

PATIENT
介入のおもな効果がLDL-C低下であるRCTの対象者129526例*

EXPOSURE
スタチン

COMPARISON
プラセボ，標準的治療，無治療

*本研究では記載の対象者のほかに，スタチンによるLDL-C強化低下療法とLDL-C通常低下療法を比較したRCT 5試験39612例についても検討された

OUTCOME
主要心血管イベント（主要冠動脈疾患[冠動脈死，非致死性心筋梗塞]，冠動脈血行再建術，脳卒中）

■ ベースラインのLDL-C値による層別解析の結果（16070例）：
LDL-C値38.7mg/dL（1mmol/L）低下あたりの主要心血管イベント

ベースラインのLDL-C値	RR（95%CI）	NNT（/年）
＜77.4mg/dL（＜2mmol/L）	0.87（0.60-1.28）	333
≧77.4 to ＞96.8mg/dL（≧2 to ＞2.5mmol/L）	0.77（0.62-0.97）	200
≧96.8 to ＞116.1mg/dL（≧2.5 to ＞3mmol/L）	0.76（0.67-0.86）	143
≧116.1 to ＞135.5mg/dL（≧3 to ＞3.5mmol/L）	0.77（0.71-0.84）	143
≧135.5mg/dL（≧3.5mmol/L）	0.80（0.77-0.84）	125

RR：減少率比，95%CI：95%信頼区間，NNT：治療必要数

DESIGN
RCT 21試験のメタ解析

出版バイアス：記載なし
評価者バイアス：記載なし
元論文バイアス：記載なし
異質性バイアス：記載なし

Cholesterol Treatment Trialists' (CTT) Collaboration. Efficacy and safety of more intensive lowering of LDL cholesterol: a meta-analysis of data from 170 000 participants in 26 randomised trials. *Lancet*. 2010; 376: 1670-81. [PMID：21067804]

出版バイアス：ネガティブデータは出版されにくいため，治療効果が過大に見積もられやすいというバイアス　**評価者バイアス**：評価者によってデータが恣意的に選ばれることによるバイアス　**元論文バイアス**：メタ解析の対象となった論文の質が低いことにより生じるバイアス　**異質性バイアス**：個々の試験の研究デザインや結果のばらつきにより生じるバイアス

CQ 2　心筋梗塞患者でLDL-Cが100mg/dL未満であれば，スタチン投与は不要か？

コレステロールが220mg/dL以上，未満いずれの群でも，スタチン治療を受けた群での全死亡発生率が低い傾向が認められている。これらの結果から，日本人においても冠動脈疾患発症後の二次予防を目的として脂質低下療法を実施する際には，LDL-C値に関わらず，できるだけ速やかにスタチンによる治療を開始することが支持されるであろう。ただJCAD II（Evidence 2）が示すように，ACS後，厳格な脂質低下療法が必要かどうかについては今後検討の余地がある[10]。

ACS発症時のLDL-Cが100mg/dL未満であっても，スタチンによる治療を推奨するのには，別の理由もある。一般的にACS発症後約3ヵ月までは総コレステロール，LDL-Cが発症前に比べ5-30%低下することが知られている。したがって，ACS発症時のLDL-Cがたとえ100mg/dL未満であっても，3ヵ月後には100mg/dLを超えている可能性があるからである。

●まとめ

これまでの日本の疫学研究，観察研究，および海外でのRCT，メタ解析の結果をまとめると，ACS発症後はLDL-C値に関係なくスタチン治療を行うことが推奨される。ただ，現在の日本のガイドラインでは，すべての二次予防患者へのスタチン治療を推奨しているわけではないので留意されたい。

■ 回答：荒井秀典（京都大学大学院医学研究科人間健康科学系専攻）
プロフィール ● 1984年京都大学医学部卒業。京都大学医学部附属病院，島田市民病院勤務を経て，87年京都大学大学院医学研究科入学，91年学位取得（医学博士）。91年京都大学医学部老年科助手を経て，93年よりカリフォルニア大学サンフランシスコ校留学。97年京都大学医学部老年内科助手，2003年講師，09年より京都大学大学院医学研究科人間健康科学系専攻教授。脂質代謝，動脈硬化の研究を長年行ってきたが，最近は脂肪細胞における炎症と代謝に関する研究や糖尿病性腎症に関する研究も行っている。また老年医学，地域医療に関する研究も進めている。

参考文献

1) Scandinavian Simvastatin Survival Study Group. *Lancet*. 1994; 344: 1383-9. [PMID：7968073]
2) Sacks FM, et al. *N Engl J Med*. 1996; 335: 1001-9. [PMID：8801446]
3) The Long-Term Intervention with Pravastatin in Ischaemic Disease (LIPID) Study Group. *N Engl J Med*. 1998; 339: 1349-57. [PMID：9841303]
4) Schwartz GG, et al. *JAMA*. 2001; 285: 1711-8. [PMID：11277825]
5) Cannon CP, et al. *N Engl J Med*. 2004; 350: 1495-504. [PMID：15007110]
6) Patti G, et al. *J Am Coll Cardiol*. 2007; 49: 1272-8. [PMID：17394957]
7) Hulten E, et al. *Arch Intern Med*. 2006; 166: 1814-21. [PMID：17000936]
8) Cholesterol Treatment Trialists' (CTT) Collaboration. *Lancet*. 2010; 376: 1670-81. [PMID：21067804]
9) Furukawa Y, et al. *Circ J*. 2008; 72: 1937-45. [PMID：18948669]
10) Kohro T, et al. *Circ J*. 2011; 75: 2062-70. [PMID：21817806]

Evidence ● 2

PATIENT
高血圧症，脂質異常症を伴う冠動脈狭窄患者498例

EXPOSURE
強化治療（目標値：血圧<120/80mmHg，LDL-C<80mg/dL）

COMPARISON
標準治療（目標値：血圧<140/90mmHg，LDL-C<100mg/dL）

OUTCOME

	HR（95%CI）	3.2年間のNNH（95%CI）
一次エンドポイント	1.53（0.84-2.8）	26（11 to -68）
全死亡	1.17（0.45-3.03）	173（25 to -36）
急性心筋梗塞	1.55（0.26-9.25）	212（43 to -72）
不安定狭心症	2.11（0.53-8.43）	74（26 to -89）
脳卒中	5.21（0.61-44.57）	57（26 to -366）
血管イベント	1.03（0.26-4.12）	1380（41 to -44）

HR：ハザード比，95%CI：95%信頼区間，NNH：害必要数

DESIGN
RCT
ランダム化：あり
マスキング：オープンラベル。エンドポイントの評価は試験群の割付を知らない第三者が実施
コンシールメント：収縮期血圧，LDL-C，糖尿病，うっ血性心不全の比率が群間で最小になるように割り付けた
ITT解析：実施

Kohro T, et al. Intensively lowering both low-density lipoprotein cholesterol and blood pressure does not reduce cardiovascular risk in Japanese coronary artery disease patients. *Circ J*. 2011; 75: 2062-70. [PMID：21817806]

📖 **ランダム化**：背景を均等にするために，試験参加者をランダムに各介入群に振り分ける手順　**マスキング**：割付け後，どの介入群に割り付けられているかを知ることができないようにすること　**コンシールメント**：割付け前，試験参加者の各介入群への割振りの順番を，研究者，医師に対し隠蔽しておくこと　**ITT解析**：割付けされた治療から逸脱した患者や脱落した患者も含めて，最初の割付けに基づき解析をすること

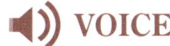 **VOICE**

Robert H. Eckel
Boettcher Endowed Chair in Atherosclerosis; Professor of Medicine,
Division of Endocrinology, Metabolism and Diabetes,
University of Colorado Anschutz Medical Campus, Anschutz Medical Center

LDL-C値に関わらずスタチンを投与

脂質異常症についてのガイドラインNCEP ATP IIIでは，急性冠症候群の症例を「超ハイリスク」として，LDL-C値を70mg/dL未満に管理することを推奨しています。スタチンに対する禁忌であったり，忍容性がない場合を除き，LDL-C値に関わらずスタチンを投与すべきです。2012年に発表予定のNCEP ATP IVでは，スタチン投与量などのさらに詳細な治療方針が提示される予定です。

■ CQ2企画：横手幸太郎（千葉大学大学院医学研究院細胞治療内科学）
■ 協力：名郷直樹（武蔵国分寺公園クリニック）

CQ 3 糖尿病に対する厳格な血糖管理の効果は？

臨床現場で生じた疑問

糖尿病に対する厳格な血糖管理の効果は？

2型糖尿病患者では動脈硬化性疾患が多発し，生命予後が不良であることから，近年では予後改善に向けた治療のあり方が問われるようになった．とくに，2型糖尿病に重積する危険因子を包括的に管理することが重要であり，血圧や脂質などに早期から強力に介入する必要性が複数の臨床試験によって示唆されている．一方，血糖管理についてはどうであろうか．強力な血糖管理が細小血管障害を予防することは明らかであるが，生命予後に対しては否定的な試験結果が発表され，さまざまな物議を醸している．つまり，強力な血糖管理が全死亡を増加させるという皮肉な結果を生み出したのである．

理論的には，適確な血糖管理を実施すれば，イベント抑制に寄与するはずである．それとは完全に矛盾する臨床試験結果に対し，われわれはどのように解釈し，どのように日常臨床に結びつけるべきなのだろうか．

（企画：寺本民生）

疑問を定式化し情報を収集してみる

先生 今回は「厳格な血糖管理」の効果がテーマですね．このときの「効果」を考えるとき，どのようなことに留意すればよいでしょうか．

編集 血糖が管理された先に，網膜症や腎障害が予防でき，さらには心血管疾患の予防ができるということでしょうか．

先生 そうですね．実際は，網膜症や腎障害はどのような基準で評価されているでしょうか．

編集 網膜症であれば眼科医による眼底所見で評価され，腎障害については尿中蛋白量や血清クレアチニン値で評価されていると思います．心血管疾患については，心筋梗塞や脳卒中，死亡の発生率をみているのではないでしょうか．

先生 そうですね．しかし，眼底所見，尿や血液の所見というのは代用のアウトカムなので，もっと厳しく評価するとすれば，失明や人工透析への移行というアウトカムで評価したほうが好ましいですね．この疑問を定式化すると，右の **PECO** のようになります．

PECO（疑問の定式化）
P：2型糖尿病患者
E：薬剤による厳格な血糖管理
C：標準治療
O：失明，人工透析への移行，心筋梗塞，脳卒中，死亡

PECO

Patient（どんな患者に），Exposure（なにをすると），Comparison（なにに比べて），Outcome（どうなるか）の略語．PECOを用いて臨床現場で生じた疑問を明確にすることで，文献検索の際の適切なキーワードを選定することが容易になる

■ PubMedで文献を検索する

先生 早速PubMedの『Clinical Queries』を使って検索してみましょう。

編集 検索ワードはdiabetes, intensive glucose control, (death OR mortality)の三つではいかがでしょうか。

先生 intensive glucose controlは少し限定的すぎて，重要な文献がはじかれてしまう可能性があります。検索ワードはなるべくシンプルに，少ない語彙を用いることが，取りこぼしの少ない検索を行うコツです。

編集 では，intensive glucose controlではなくintensiveのみにしてはいかがでしょうか。

先生 やってみましょう。

編集 Systematic Reviewsだけで147件ありますね(**検索1**)。最初の10件をみただけでも，今回のPECOに合致するメタ解析が3件あります(**Evidence 1-3**)。2011年にいくつものメタ解析が報告されているのですね。

先生 そうですね。『Clinical Queries』は新しい文献を探したいときに，とくに威力を発揮します。

(検索：2011年11月)

検索1: systematic[sb] AND (diabetes intensive (death OR mortality))

Evidence 1: Boussageon Rらのメタ解析 (*BMJ*. 2011; 343: d4169.) [PMID：21791495]

Evidence 2: コクランレビュー (*Cochrane Database Syst Rev*. 2011; 6: CD008143.) [PMID：21678374]

Evidence 3: Hemmingsen Bらのメタ解析 (*BMJ*. 2011; 343: d6898.) [PMID：22115901]

エビデンス解説（p.20-22に文献概要あり）

検索された3試験はすべてRCTのメタ解析であり，多少バイアスがあったとしても結果の信頼性は高い。結果として示しているのは，薬剤による厳格な血糖管理は全死亡を減少させず，心血管疾患の罹患は少し減らすが，低血糖は2-3倍増えるということになるだろう。

異質性バイアスの解釈で難しいのは，対象者数が多いと少しのバイアスでも有意差が出てしまう（異質性が認められる）とされてしまうことがあること。今回の3試験も対象者数が多いため差が出やすい傾向にあると考えられる。

（名郷直樹）

📖 Clinical Queries

PubMedの検索機能の一つ。キーワードを入力し簡単なフィルターを選択すると自動的に検索式が生成され，ある程度絞り込まれた検索結果が表示される。検索フィルターにはSystematic ReviewsやClinical Study Categoriesなどがある

📖 研究デザインと信頼性

ランダム化比較試験（RCT）は，単独の臨床試験ではもっともエビデンスレベルが高い。RCTの結果を統合したメタ解析の質もRCTと同様に扱われる。一方，観察研究（コホート研究）はRCTやそのメタ解析に比べるとエビデンスレベルは劣る

参考になりそうな文献はみつかった → 臨床現場では実際にどうすべきか → 専門家の考え（CORE）を読んでみる

CQ 3　糖尿病に対する厳格な血糖管理の効果は？

CORE Current Opinion & REview

厳格な血糖管理の有用性は証明されていないが，現時点でわれわれは，血糖変動にも配慮しながらより健常者に近い血糖管理の実現を心がけるべきであろう。

（回答：横手幸太郎）

● 2型糖尿病に対する厳格な血糖コントロール

網膜症，腎症，神経障害（細小血管障害）や動脈硬化性疾患（大血管障害）などの「合併症」が，糖尿病患者の生命予後や生活の質（QOL）を脅かす主要因であることは広く認識されている。そして，糖尿病は「血糖が高くなる病気」なのだから，血糖をしっかり下げれば合併症も防げるはずという考えも，日常診療のなかで，ある意味自然に受け止められてきた。たしかに，1998年に報告されたUKPDS 33試験は，2型糖尿病患者に対する当時の厳格な血糖低下療法（到達HbA1c中央値7.0%［NGSP値，以下同様］）が，標準治療（到達HbA1c中央値7.9%）に比べて網膜症や腎症の発症や進展を有意に抑制することを示した[1]。一方，この試験では心筋梗塞や脳卒中など動脈硬化性イベントの発症を減らすことはできず，血糖低下療法の有効性と限界を示唆する結果ともなった。近年，UKPDS 33試験よりさらに強力な血糖低下を試みる研究が複数実施されたが，主たる結論は同じであり，細小血管障害の予防には有効だが，動脈硬化性イベント，心血管死，全死亡を減らすことはできなかった。なかでもACCORD試験では，

Evidence ● 1

PATIENT	OUTCOME	RR(99%CI)	DESIGN
2型糖尿病患者 34533例	一次エンドポイント		RCT 13試験（二重盲検5試験とオープンラベル8試験）のメタ解析
	全死亡	1.04 (0.91–1.19)	
EXPOSURE	心血管死	1.11 (0.86–1.43)	出版バイアス：可能性あり
薬剤による厳格な血糖管理	そのほかの主な結果		評価者バイアス：2名が独立して評価
	心筋梗塞	0.90 (0.81–1.01)	元論文バイアス：Jadad scoreで検討
COMPARISON	脳卒中	0.96 (0.83–1.13)	異質性バイアス：異質性が認められたのは，全死亡，心血管死，心不全，重症低血糖
標準治療	心不全	1.17 (0.91–1.50)	
	視力低下，失明	1.00 (0.96–1.05)	
	腎不全，Cr値倍化	1.03 (0.98–1.08)	
	重症低血糖	2.33 (1.62–3.36)	

RR：リスク比，99%CI：99%信頼区間，Cr：クレアチニン

Boussageon R, et al. Effect of intensive glucose lowering treatment on all cause mortality, cardiovascular death, and microvascular events in type 2 diabetes: meta-analysis of randomised controlled trials. *BMJ*. 2011; 343: d4169. [PMID: 21791495]

出版バイアス：ネガティブデータは出版されにくいため，治療効果が過大に見積もられやすいというバイアス　**評価者バイアス**：評価者によってデータが恣意的に選ばれることによるバイアス　**元論文バイアス**：メタ解析の対象となった論文の質が低いことにより生じるバイアス　**異質性バイアス**：個々の試験の研究デザインや結果のばらつきにより生じるバイアス

標準治療群（到達 HbA1c 中央値 7.5％）に比べ強化治療群（到達 HbA1c 中央値 6.4％）で全死亡の増加が観察され，厳格な血糖低下療法の安全性に疑問を投げかけることとなった[2]。

● メタ解析からみた強力な血糖低下療法の効果

今回，「糖尿病に対する厳格な血糖管理の効果は？」という疑問を PECO に則って定式化し，PubMed を検索した結果，最もエビデンスレベルが高いと考えられる 3 文献が抽出された。Evidence 1 は，13 の RCT から 34533 例の被験者を[3]，Evidence 2 は 20 の RCT から 29986 例の被験者をそれぞれ対象としたメタ解析の論文である[4]。Evidence 1 は，日常診療，つまり外来通院で血糖管理を実施した試験のみを対象とし，Evidence 2 には，たとえば集中治療室における急性期管理において強力な血糖低下を実施した試験も含まれている。

いずれのメタ解析も，「全死亡と心血管死」を一次エンドポイントとしていた。一方，二次エンドポイントは，Evidence 1 が「心筋梗塞，非致死性心筋梗塞，脳卒中，うっ血性心不全，網膜症，網膜光凝固，視力低下と失明，神経障害，微量アルブミン尿の出現と増悪，腎不全の発症と血清クレアチニン値倍化，末梢動脈イ

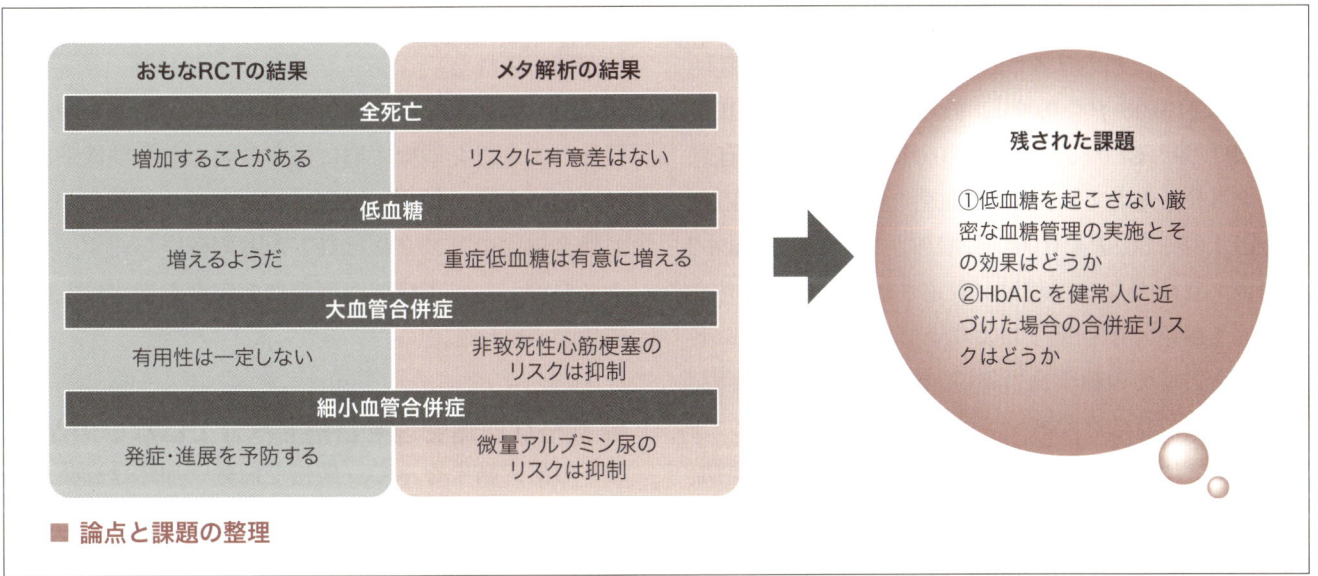

■ 論点と課題の整理

Evidence ● 2

PATIENT	OUTCOME	試験数(n)	RR (95％CI)	DESIGN RCT 20試験のメタ解析
2 型糖尿病患者 29986 例	一次エンドポイント			出版バイアス：funnel plot の非対称性なし
	全死亡	18(29731)	1.01(0.90-1.13)	評価者バイアス：2 名が独立して評価。相違は別の評価者が解決
EXPOSURE	心血管死	18(29731)	1.06(0.90-1.26)	
薬剤による厳格な血糖管理	そのほかのおもな結果			元論文バイアス：バイアスが低リスクと分類されたのは 8 試験
	大血管障害	10(28509)	0.92(0.80-1.05)	
	小血管合併症	4(25760)	0.89(0.83-0.95)	異質性バイアス：相当程度の異質性が認められたのは大血管障害
COMPARISON	重症有害事象	10(24069)	1.05(0.98-1.13)	
標準治療	RR：リスク比，95％CI：95％信頼区間			

Hemmingsen B, et al. Targeting intensive glycaemic control versus targeting conventional glycaemic control for type 2 diabetes mellitus. *Cochrane Database Syst Rev*. 2011; 6: CD008143.［PMID：21678374］

CQ 3　糖尿病に対する厳格な血糖管理の効果は？

ベント，下肢切断，低血糖」，Evidence 2 は「複合エンドポイントとしての大血管障害，非致死性心筋梗塞，非致死性脳卒中，下肢切断，冠動脈形成術，末梢動脈形成術，複合エンドポイントとしての細小血管障害，腎症，末期腎不全，網膜症，網膜光凝固」と，それぞれ多彩であった。

両研究に共通する結果として，厳格な血糖低下治療は，一次エンドポイントである「全死亡および心血管死」に対して有意な影響を与えなかった。つまり，懸念された死亡の増加こそないが，これを減らすこともなかったのである。二次エンドポイントでも，厳格な血糖低下治療は，多くの項目について有意な効果を示さなかった。ただし，Evidence 1 において厳格な血糖低下治療は，非致死性心筋梗塞のリスクを 15%（RR 0.85, 99%信頼区間［CI］0.74-0.96, P < 0.001），微量アルブミン尿を 10%（RR 0.90, 99% CI 0.85-0.96, P < 0.001），それぞれ有意に減少させるとともに，重症低血糖を約 2.3 倍（RR 2.33, 99% CI 1.62-3.36, P < 0.001）に増加させた。Evidence 2 の場合，対象となる試験数が限定されるものの，外来における厳格な血糖低下により下肢切断，複合エンドポイントとしての細小血管障害，網膜症，網膜光凝固，そして腎症のリスクの減少が示唆されている。そして，Evidence 2 においても，軽症および重症低血糖の増加が明らかとなった。

さらに最近，日常診療のなかで厳格な血糖低下治療を実施した 14 の RCT，28614 例の被験者を対象としたメタ解析（Evidence 3）も発表された[5]。対象となる試験については Evidence 1，2 との重複がみられ，この検討でも強力な血糖低下療法は，通常治療に比べて全死亡を減らすことはなかった。一方，非致死性心筋梗塞，すべての細小血管合併症，網膜症については，強力な血糖低下治療により，相対リスクの低下がみられた。しかし，trial sequential analysis（逐次解析）による検証では，心血管死，非致死性心筋梗塞，すべての細小血管合併症，網膜症のいずれについても，強力な血糖低下治療が 10% 以上の相対リスク低減をもたらすことはなかった。逆に重症低血糖については 30% の増加が確認された。

これらの結果を総合すると，主として欧米を中心に行われてきた 2 型糖尿病に対する強力な血糖低下治療は，細小血管合併症の抑制にはおおむね有効だが，大血管合併症のリスクにはほとんど影響を与えず，マイナス要因として重症低血糖発作の頻度を増す，という結論が導かれる。

● 厳格な血糖管理を目指すべきではないのか？

二つの研究結果をみて，「厳格な血糖管理には意味がない」と考えてしまうのはいささか早計であろう。論文

Evidence ● 3

PATIENT
2 型糖尿病患者 28614 例

EXPOSURE
薬剤による厳格な血糖管理

COMPARISON
標準治療

OUTCOME　　　　　　　　RR（95%CI）

アウトカム	RR（95%CI）
全死亡	1.02（0.91-1.13）
心血管死	1.11（0.92-1.35）
非致死性心筋梗塞	0.85（0.76-0.95）
細小血管合併症	0.88（0.79-0.97）
網膜症	0.80（0.67-0.94）
腎症	0.83（0.64-1.06）
重症低血糖	2.39（1.71-3.34）*

＊逐次解析では厳格管理により相対リスクの 30% 増加（NNH 50）が認められた
RR：リスク比，95% CI：95%信頼区間

DESIGN　RCT 14 試験のメタ解析

出版バイアス：記載なし
評価者バイアス：2 名が独立して評価。相違は別の評価者が解決
元論文バイアス：コクランの risk of bias ツールで評価
異質性バイアス：相当程度の異質性が認められたのは腎症，重症低血糖。わずかに認められたのは心血管死，細小血管合併症，網膜症

Hemmingsen B, et al. Intensive glycaemic control for patients with type 2 diabetes: systematic review with meta-analysis and trial sequential analysis of randomised clinical trials. *BMJ*. 2011; 343: d6898. [PMID：22115901]

の考察でも，低血糖の発症が血糖管理の合併症抑制効果をマスクしてしまった可能性に言及している。これらのメタ解析の対象となった研究では，その多くがスルホニル尿素薬やインスリンをベースに，試験開始時の血糖管理不良状態（HbA1c～9.5％）から比較的急速な血糖低下を図っており，わが国の一般的治療に比べて低血糖をきたしやすい状況にあったことが推察される。また，多数例を対象とするうえではやむをえないが，HbA1cのみを指標とした血糖管理にも限界がある。たとえば，ACCORD試験の強化治療群のHbA1c中央値は6.4％であり，この間に低血糖を少なからず生じていたとすれば，その陰で食後の血糖上昇を抑制しきれていなかったことも想像される。

近年，日本でも持続血糖モニタリングシステム（continuous glucose monitoring system: CGMS）の導入などにより，血糖日内変動の重要性が改めて注目されている。たとえば，同じHbA1c値であっても，著しい高血糖と低血糖が繰り返された平均ではなく，"変動の少ない"血糖管理を目指す動きがある。低血糖を生じることなくHbA1cを低下させる「より健常者に近い」血糖管理こそ，わが国の専門医の多くが心がけているものであろう。そして，このような血糖管理が合併症に及ぼす効果についてはまだ結論が出ていないのである。つまり，低血糖の発生を最小限に抑え，かつHbA1cを健常に近づける血糖低下治療を実施した場合に，合併症リスクがどう影響されるかということこそ，今後回答が期待される重要な課題といえる。わが国で推進されているJ-DOIT 3試験は，Steno-2試験[6,7]で示された「包括的リスク管理」の効果を日本人において検証するものだが，低血糖予防に配慮したプロトコールを採用しているため，血糖低下の有用性についても示唆を与えてくれることが期待される。

なお，本稿のテーマである「厳格な」血糖管理に最も近い英語は"intensive" glycemic controlであり，今回の検索でもこれが用いられた。"intensive"には「強力な」という意味がある。一方，われわれが日ごろ目指している「厳格」は，むしろ"optimal"に近いかもしれない。すなわち，上記メタ解析の研究結果を十分参考にしつつも，血糖低下の程度だけに目を奪われることなく，より健常者に近い血糖の状態を目指していくことが，エビデンスを踏まえた日本の糖尿病治療のあるべき姿といえるだろう。

● まとめ

成人2型糖尿病患者に対する厳格な血糖低下治療は，全死亡や心血管死亡に有意な影響を与えず，重症低血糖の頻度を増加させた。今後，低血糖を起こさずにHbA1cが十分に低下するような「真の厳格な血糖低下治療」の有効性の検証が待たれる。

■回答：横手幸太郎（千葉大学大学院医学研究院細胞治療内科学）

プロフィール ● 1988年千葉大学医学部卒業。同年第二内科入局ののち，92年ルードヴィック癌研究所へ留学。96年ウプサラ大学大学院医学系博士課程修了。日本学術振興会特別研究員，千葉大学医学部助手，講師を経て，2009年より千葉大学大学院医学研究院細胞治療内科学（旧第二内科）教授。2011年より千葉大学医学部附属病院副病院長兼任。代謝内分泌および老年医学を専門とし，臨床と研究に取り組んでいる。

参考文献

1) UK Prospective Diabetes Study (UKPDS) Group. *Lancet*. 1998; 352: 837-53. [PMID：9742976]
2) The action to control cardiovascular risk in diabetes study group. *N Engl J Med*. 2008; 358: 2545-59. [PMID：18539917]
3) Boussageon R, et al. *BMJ*. 2011; 343: d4169. [PMID：21791495]
4) Hemmingsen B, et al. *Cochrane Database Syst Rev*. 2011; 6. CD008143. [PMID：21678374]
5) Hemmingsen B, et al. *BMJ*. 2011; 343: d6898. [PMID：22115901]
6) Gaede P, et al. *N Engl J Med*. 2003; 348: 383-93. [PMID：12556541]
7) Gaede P, et al. *N Engl J Med*. 2008; 358: 580-91. [PMID：18256393]

CQ 3　糖尿病に対する厳格な血糖管理の効果は？

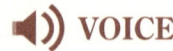

John Hall
Professor and Chair, Physiology, Vice Chancellor for Research,
University of Mississippi Medical Center

正常レベルまでの低下が治療のゴール

これは非常に難しいテーマだと思います．2型糖尿病と高血圧を合併する患者において，厳格な血圧管理にくらべ，厳格な血糖管理はさほど重要でない可能性を示唆する臨床試験もあります．もちろん，その反対の結果を示す臨床試験もあります．これまでの研究の結果は一貫したものではありません．しかし私の考えでは，血糖管理は血圧管理と同様に重要であると考えます．グルコースが血管病，腎臓病，そしてその他の標的臓器障害を引き起こす生物学的メカニズムが明らかにされているのですから，われわれは血糖管理を行う必要性があるのです．血糖を正常レベルまでコントロールすることが治療のゴールでしょう．自分の母親を治療するのであれば，血圧はもちろん，血糖についても正常レベルに到達することを目指します．

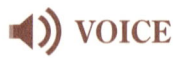

Luis Ruilope
Associate Professor of Internal Medicine, Complutense University

CVDが進行した患者では慎重であるべき

2型糖尿病に関する最近のデータによると，HbA1cを6.5％未満（NGSP値）に減少させることは危険である可能性があります．血圧についても，130/80mmHg未満への降圧が危険である可能性が示唆され，それはとくに糖尿病と心血管疾患（CVD）を合併する患者にあてはまります．

UKPDSは厳格な血糖コントロールは有用であるという結果を示しました．しかしUKPDSは比較的小規模な研究です．一方，ACCORD試験のサンプルサイズは十分で，厳格な血糖コントロールは死亡率増加のために中止されました．VA試験では，サンプルサイズは不十分であるものの，厳格な血糖コントロールの危険性を示唆しました．一方で，ADVANCE試験は，厳格な血糖コントロールの有用性を示しています．

私は，糖尿病発症初期段階でHbA1cを6.5％未満に低下させることは適切であると考えます．しかし，CVDを有する患者，とくに，CVDがすでに進行している場合は，6.5％未満に厳格に低下させることは危険かもしれません．長期間2型糖尿病を罹患していた患者で，CVDを有する場合には，血糖コントロールは通常の一歩手前で止める必要があるでしょう．到達までの期間については，1年が目安になるのではないでしょうか．少なくとも，臨床試験で実施される期間よりも時間をかけて到達させる必要があります．これは血圧についてもいえることです．

■ CQ3企画：寺本民生（帝京大学医学部内科学）
■ 協力：名郷直樹（武蔵国分寺公園クリニック）

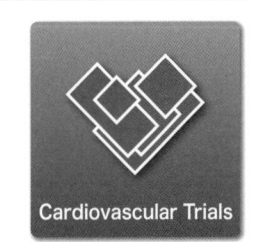

CQ 4 安定狭心症患者の予後改善としての治療選択は PCI か薬物療法か？

臨床現場で生じた疑問

安定狭心症患者の予後改善としての治療選択は PCI か薬物療法か？

冠動脈疾患患者において，不安定狭心症を含む急性冠症候群（ACS）に対する血行再建治療は予後改善に有効であることが知られている。しかし，症状の安定している冠動脈疾患患者においては血行再建術，とくに経皮的冠動脈インターベンション（PCI）は症状を軽減するものの，予後を改善するかどうかについては明らかではない。なぜならば，冠動脈疾患の予後を規定する ACS は，必ずしも高度狭窄病変から発症するのではなく，狭窄率が軽度，あるいは中等度病変から発症するため，高度狭窄病変を減少させても予後の改善はないとも考えられるからである。

理論的には冠動脈バイパス術（CABG）を必要とするような重症冠動脈疾患を除いた安定型冠動脈疾患患者では，PCI は予後改善に大きくは寄与しないものと思われるが，この問いに対して専門家はどう答えるのだろうか。

（企画：平山篤志）

疑問を定式化し情報を収集してみる

先生 今回のポイントはアウトカムをどうするかですね。

編集 そうですね。安定型冠動脈疾患は，症状を悪化させずに心筋梗塞などのイベントを起こさないことが重要だと思います。ですから，アウトカムは心筋梗塞となるのではないでしょうか。

先生 心筋梗塞も重要ですが，患者にとっては心血管死や死亡はさらに重要なイベントです。今回は，この三つをアウトカムにしてみましょう。

編集 症状の悪化は含めなくて良いのですね。

先生 発作回数の増減など症状についてのイベントは QOL の観点では非常に重要です。しかし，バイアスの少ない研究に絞り込むためには，まず死亡などの「ハードなアウトカム」を設定したほうが，好ましい面があります。今回の疑問を定式化すると，右の **PECO** のようになります。

PECO（疑問の定式化）
P：安定型冠動脈疾患患者
E：PCI
C：薬物療法
O：心筋梗塞，心血管死，死亡

📖 PECO

Patient（どんな患者に），Exposure（なにをすると），Comparison（なにに比べて），Outcome（どうなるか）の略語。PECO を用いて臨床現場で生じた疑問を明確にすることで，文献検索の際の適切なキーワードを選定することが容易になる

■ PubMedで文献を検索する

編集 『Clinical Queries』を使って，stable coronary artery disease, PCI, drug therapy, (death OR mortality) で検索してはどうでしょうか．

先生 少し検索語が限定的すぎるかもしれませんね．それだと重要な論文がはじかれてしまう可能性があります．stable coronary artery diseaseのstableは外してみましょう．それに「薬物療法」にはいろいろな表現がありますから，検索には向かない用語です．drug therapyはやめておきましょう．PCIは，percutaneous coronary interventionにしてみましょうか．

編集 わかりました．Systematic Reviewsだけで219件も検索されました (**検索1**)．

先生 全部チェックするのは辛いですね．では，Limits機能を使いましょう．ここでは，Meta-Analysis, English, Core clinical journalsで絞り込んでみて下さい．

編集 45件になりました (**検索2**)．PECOに合致するメタ解析は4件，うち2009年の2件が最新の報告です (**Evidence 1, 2**)．

先生 それでよさそうですね．念のため，2009年以降に発表されたランダム化比較試験もClinical Study Categoriesでみておきましょう．同じ検索語を『Clinical Queries』に入力し『Scope』を"Narrow"にしたうえで，Limits機能を使ってRandomized Controlled Trial, English, Core clinical journals, published in the last 3 years に絞り込みます．

編集 50件です (**検索3**)．今回のPECOにあう論文はみあたりませんでしたので…，先ほどの2件のメタ解析が参考になりそうですね．

(検索：2011年11月，なお2012年5月現在Limitsはfiltersに名称が変更された)

エビデンス解説 (p.29–30に文献概要あり)
Evidence 1, 2では異なる結果が出ているが，解析の手法自体はそこまで異なるものではない．1では，個々の試験の結果を利用して，論文内で直接比較していない治療群間の差を推定する手法であるネットワークメタ解析の結果が併記されている．研究間で結果が不一致であった場合，解析によって異なってしまうような結果ということで，信頼性は低くなるだろう．

(名郷直樹)

検索1：systematic[sb] AND (coronary artery disease percutaneous coronary intervention (death OR mortality))

検索2：systematic[sb] AND (coronary artery disease percutaneous coronary intervention (death OR mortality)) Limits: Meta-Analysis, English, Core clinical journals

検索3：(Therapy/Narrow [filter]) AND (coronary artery disease percutaneous coronary intervention (death OR mortality)) Limits: Randomized Controlled Trial, English, Core clinical journals, published in the last 3 years

Evidence 1：Trikalinos TAらのメタ解析 (*Lancet.* 2009; 373: 911-8.) [PMID：19286090]

Evidence 2：Jeremias Aらのメタ解析 (*Am J Med.* 2009; 122: 152-61.) [PMID：19185092]

Clinical Queries
PubMedの検索機能の一つ．キーワードを入力し簡単なフィルターを選択すると自動的に検索式が生成され，ある程度絞り込まれた検索結果が表示される．検索フィルターにはSystematic ReviewsやClinical Study Categoriesなどがある

研究デザインと信頼性
ランダム化比較試験 (RCT) は，単独の臨床試験ではもっともエビデンスレベルが高い．RCTの結果を統合したメタ解析の質もRCTと同様に扱われる．一方，観察研究 (コホート研究) はRCTやそのメタ解析に比べるとエビデンスレベルは劣る

参考になりそうな文献はみつかった → 臨床現場では実際にどうすべきか → 専門家の考え (CORE) を読んでみる

CQ 4 安定狭心症患者の予後改善としての治療選択は PCI か薬物療法か？

CORE Current Opinion & REview

欧米の多くの大規模試験とそのメタ解析の結果では，PCIは安定狭心症患者の予後に何ら改善を認めない。そもそも治療法はPCIか薬物療法かの二者択一ではなく，試験結果は，必ずしも日本の現状に当てはまるものではない。周術期のリスクを低く抑制できれば，最初からPCIを施行し責任病変を安定化させたうえで，適切な薬物療法を行う戦略のほうが有益である。

（回答：西垣和彦）

● 安定狭心症には PCI か薬物療法か

これまで，安定狭心症患者の狭心症状を軽減させ，急性冠症候群（ACS）への進展を抑制し，生命予後を改善するには，経皮的冠動脈インターベンション（PCI）がよいのか薬物療法がよいのかを検討するために，多くの大規模試験がなされてきた。その結果から，「PCIは症状を軽減するが予後を改善しない。なぜなら局所の責任病変をPCIで治療しても，予後を規定するACSは責任病変からではなく，狭窄度が低い非責任病変から発症するから」と結論されている。しかし，この結論は深く考えれば誤りであることに気づくはずである。

● PCI vs 薬物療法の大規模比較試験の本質

Evidence 1 は，1994年（1987年登録開始）-2007年までの63試験，総数25388例のメタ解析であり[1]，Evidence 2 は，1977-2007年までの28試験，総数13121例のメタ解析である[2]。その結果，Evidence 1 ではPCIには死亡や心筋梗塞の抑制効果がないとされたが，Evidence 2 ではPCIは有意に死亡を減少させるという異なる結論となった。

そもそもメタ解析は，エビデンスレベルIaの解析方法ではあるが，変数（治療成績）の定義や被験者の異なる研究を併合するため，論理的に矛盾のない結論が得られにくいこと，併合した研究の質に違いがあると結果が解釈できないこと，研究選定時にバイアスが入る可能性が高いことなどが問題である。Evidence 1，2 ではともに，黎明期のPCI群と，スタチンやアスピリンでさえもほとんど投与のない薬物療法群を比較した古い試験を多く含んでいる。さらに，これらの大規模試験の"薬物療法群"や"PCI群"は，どちらか一方だけを施行したのではない。薬物療法群でも高度狭窄症例にはPCIが随時追加施行されている。また，PCI群でも同じ薬物療法を施されている。したがって，薬物療法を施行したうえで最初にPCIを施行するのか，後からPCIを施行するのかというPCIの時期を比較した試験にすぎない。

● PCI は安定狭心症患者の ACS を抑制し，予後を改善させるか

それではわが国では，PCIと薬物療法のどちらが有益であろうか？　このことは，わが国初のランダム比較試験であるJSAP試験（Evidence 3）で明らかとなった[3]。

JSAP試験では，全死亡の発生率は両群間に有意差を認めなかったが，全死亡＋ACSはPCI群で有意に低かった。これは，発症直後に全例冠動脈造影（CAG）で原因病変を明らかにされたACSが，PCI群で有意に抑制されたためである。しかも非責任病変からのACS発症

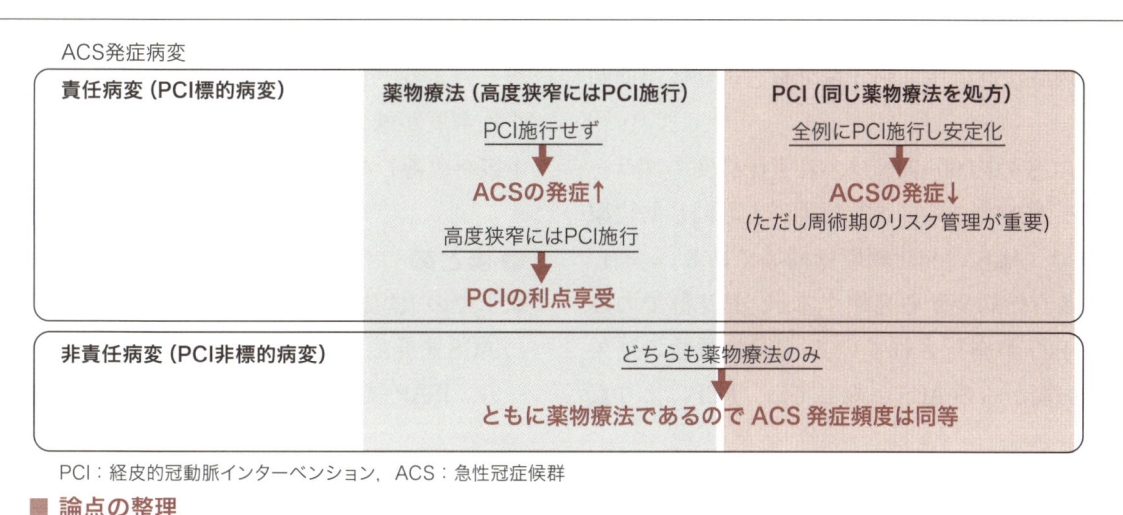

■ 論点の整理

Evidence ● 1

PATIENT 症候性または無症候性の安定型冠動脈疾患患者 25388例	OUTCOME		PTCA vs 薬物治療		BMS vs 薬物治療		DES vs 薬物治療	
			試験数 (n)	RR (95% CI)	試験数 (n)	RR (95% CI)	試験数 (n)	RR (95% CI)
EXPOSURE PCI (PTCA, BMS, DES)*	死亡		7 (1991)	0.82 (0.59-1.15)	3 (4518)	0.96 (0.79-1.18)	—	
			44 (21566)	0.91 (0.70-1.18)	49 (19039)	0.90 (0.70-1.16)	51 (23557)	0.96 (0.60-1.52)
COMPARISON 薬物療法	心筋梗塞		7 (1991)	1.09 (0.59-1.99)	4 (4619)	1.18 (0.97-1.43)	—	
			48 (21631)	1.23 (0.89-1.70)	51 (19003)	1.24 (0.88-1.75)	55 (23622)	1.15 (0.73-1.82)
DESIGN RCT 63試験のメタ解析およびネットワークメタ解析 出版バイアス：記載なし 評価者バイアス：記載なし 元論文バイアス：記載なし 異質性バイアス：PTCA vs 薬物治療での心筋梗塞と血管形成術の再施行, BMS vs 薬物治療での血管形成術の再施行で異質性が認められた	CABG 施行		5 (1646)	1.10 (0.81-1.49)	2 (2267)	0.97 (0.63-1.50)	—	
			38 (16555)	1.06 (0.87-1.29)	50 (15934)	1.04 (0.83-1.29)	43 (18201)	0.58 (0.38-0.88)
	血管形成術の再施行		7 (1991)	1.08 (0.74-1.56)	3 (4518)	0.78 (0.58-1.05)	—	
			6 (6818)	0.92 (0.74-1.14)	10 (4291)	0.71 (0.58-0.87)	—	

□ 部分はネットワークメタ解析の結果

* 本研究では，PTCA, BMS, DES, 薬物療法についていくつかの組み合わせでの比較が行われたが，ここでは PCI と薬物療法の比較結果のみ記載した
PCI：経皮的冠動脈インターベンション，PTCA：経皮的冠動脈形成術，BMS：ベアメタルステント，DES：薬剤溶出性ステント，CABG：冠動脈バイパス術，RR：リスク比，95% CI：95%信頼区間

Trikalinos TA, et al. Percutaneous coronary interventions for non-acute coronary artery disease: a quantitative 20-year synopsis and a network meta-analysis. *Lancet*. 2009; 373: 911-8. [PMID：19286090]

出版バイアス：ネガティブデータは出版されにくいため，治療効果が過大に見積もられやすいというバイアス **評価者バイアス**：評価者によってデータが恣意的に選ばれることによるバイアス **元論文バイアス**：メタ解析の対象となった論文の質が低いことにより生じるバイアス **異質性バイアス**：個々の試験の研究デザインや結果のばらつきにより生じるバイアス

CQ 4　安定狭心症患者の予後改善としての治療選択は PCI か薬物療法か？

率は有意差を認めなかったが，責任病変から生じた ACS は，薬物療法群に比し PCI 群で有意に発症が抑制された。

そもそも ACS の約 60-70% は，非責任病変のプラーク破裂による ACS である。これは両群とも同じ薬物療法であるので，ACS の発症頻度は同等である。一方，約 30-40% は責任病変から発症するが，PCI 群でのみはじめから PCI が施行されている。JSAP 試験の結果から，責任病変からの ACS に対しては，PCI により責任病変が安定化することで，有意に発症率を低下させたといえる。したがって，「ACS は責任病変からではなく狭窄度が低い非責任病変から発症するため，PCI は予後を改善しない」とするのは誤りである。

●まとめ

欧米での大規模試験での PCI 群は，より早期の周術期に ACS を発症し，その後減少する奇異な二相性を示す。一方，JSAP 試験では全経過を通じて直線的であり，わ

Evidence ● 2

PATIENT	OUTCOME		OR (95%CI)		DESIGN	RCT 28試験のメタ解析
安定型冠動脈疾患患者 13121 例		PCI, CABG vs 薬物治療	PCI vs 薬物治療	CABG vs 薬物治療	出版バイアス	funnel plotを作成しバイアスは認められず
EXPOSURE 血行再建術 (PCI, CABG)	死亡	0.74 (0.63-0.88)	0.82 (0.68-0.99)	0.62 (0.50-0.77)	評価者バイアス	2名が独立して評価。相違は別の評価者が解決
COMPARISON 薬物療法	非致死性心筋梗塞	0.91 (0.72-1.15)	—	—	元論文バイアス	記載なし
					異質性バイアス	異質性は認められず

PCI：経皮的冠動脈インターベンション，CABG：冠動脈バイパス術，OR：オッズ比，95%CI：95%信頼区間
Jeremias A, et al. The impact of revascularization on mortality in patients with nonacute coronary artery disease. *Am J Med*. 2009; 122: 152-61. [PMID：19185092]

Evidence ● 3

PATIENT	OUTCOME	HR (95% CI)	3.3年間のNNT	DESIGN	RCT
低リスク安定型冠動脈疾患患者 384 例	全死亡	0.87 (0.28-2.60)	100	ランダム化	あり
EXPOSURE PCI	全死亡＋ACS	0.48 (0.24-0.88)	14	マスキング	データ集計，解析は研究者とは独立した外部機関で実施
COMPARISON 薬物療法	全死亡＋ACS＋脳卒中	0.54 (0.29-0.98)	13	コンシールメント	性別や患者背景，リスクファクターが両群間でマッチングするようにコンピュータで割付け
	全死亡＋ACS＋脳卒中＋緊急入院	0.66 (0.45-0.98)	9	ITT解析	実施

PCI：経皮的冠動脈インターベンション，ACS：急性冠症候群，HR：ハザード比，95% CI：95%信頼区間，NNT：治療必要数
Nishigaki K, et al.; for the JSAP (Japanese Stable Angina Pectoris) Study Investigators. Percutaneous coronary intervention plus medical therapy reduces the incidence of acute coronary syndrome more effectively than initial medical therapy only among patients with low-risk coronary artery disease, a randomized, comparative, multicenter study. *JACC Cardiovasc Interv*. 2008; 1: 469-79. [PMID：19463347]

ランダム化：背景を均等にするために，試験参加者をランダムに各介入群に振り分ける手順　**マスキング**：割付け後，どの介入群に割付けられているかを知ることができないようにすること　**コンシールメント**：割付け前，試験参加者の各介入群への割振りの順番を，研究者，医師に対し隠蔽しておくこと　**ITT解析**：割付けされた治療から逸脱した患者や脱落した患者も含めて，最初の割付けに基づき解析をすること

が国のPCIは周術期のACS発症がきわめて少ないPCIであるといえる。これは，慎重な手技操作を行う国民性に加え，血管内超音波を用いた適切なPCIにより，PCI周術期のACSが抑制されるためである。したがって，周術期のリスクを低く抑制できれば，最初からPCIを施行し責任病変を安定化させたうえで，適切な薬物療法を行う戦略のほうが有益である。 core

■ 回答：西垣和彦（岐阜大学大学院循環呼吸病態学・第二内科）

プロフィール ● 1986年岐阜大学医学部卒業。豊橋東病院を経て，88年ノースカロライナ大学チャペルヒル校大学院留学。その後97年に岐阜大学第二内科助手，2000年に講師（病棟医長），03年に助教授，10年より岐阜大学大学院循環病態学・呼吸病態学・第二内科准教授（医局長）。虚血性心疾患の診断と治療から，重症心不全（心臓移植），電気的焼灼術，高血圧症，心臓リハビリ，産業労働衛生まで幅広い専門分野がある。

参考文献

1) Trikalinos TA, et al. *Lancet*. 2009; 373: 911-8. [PMID：19286090]
2) Jeremias A, et al. *Am J Med*. 2009; 122: 152-61. [PMID：19185092]
3) Nishigaki K, et al.; for the JSAP (Japanese Stable Angina Pectoris) Study Investigators. *JACC Cardiovasc Interv*. 2008; 1: 469-79. [PMID: 19463347]

■ CQ 4 企画：平山篤志（日本大学医学部循環器内科）
■ 協力：名郷直樹（武蔵国分寺公園クリニック）

CQ 5 非保護左主幹部病変に対する血行再建は，CABGかDESか？

臨床現場で生じた疑問

非保護左主幹部病変に対する血行再建は，CABGかDESか？

血行再建術として薬剤溶出性ステント（DES）を用いた経皮的冠動脈インターベンション（PCI）が広く行われるようになり，PCIの重大なアキレス腱であった再狭窄は減少した。そのような状況のなか，依然として非保護左主幹部病変に対するPCIはガイドライン（日本循環器学会学術委員会合同研究班．*Jpn Circ J*. 2000; 64 suppl IV: 1009-22.）で禁忌とされている。しかしながら，冠動脈バイパス術（CABG）も術後の脳梗塞の発症を考慮すれば必ずしもリスクが低い治療とはいえず，ハイリスク患者における血行再建についてはいまだ議論の残るところではある。一方で，抗血小板療法の導入により急性冠閉塞が激減し，再狭窄もDESの導入により減少したことにより，PCIによる血行再建はリスクや合併症が少ないことが期待される。事実，非保護左主幹部病変に対するPCIは，臨床的にも高齢者や合併症で手術リスクの高い場合には，選択される場合もある。

現在，非保護左主幹部病変に対する血行再建の手段として，CABGとDESを用いた比較試験が行われている。われわれは，リアルワールドでどのような選択をなすべきなのか。 　　　　（企画：平山篤志）

疑問を定式化し情報を収集してみる

先生　今回は非保護左主幹部病変に対する治療がテーマですね。

編集　アウトカムとしては死亡に加え，心筋梗塞，脳卒中でよろしいでしょうか。

先生　そうですね。今回の疑問を定式化すると，右のPECOのようになります。

PECO（疑問の定式化）
P：非保護左主幹部病変を有する患者
E：DES
C：CABG
O：心筋梗塞，脳卒中，死亡

📖 PECO
Patient（どんな患者に），Exposure（なにをすると），Comparison（なにに比べて），Outcome（どうなるか）の略語。PECOを用いて臨床現場で生じた疑問を明確にすることで，文献検索の際の適切なキーワードを選定することが容易になる

■ PubMedで文献を検索する

編集 Left Main Coronary Artery Disease,（death OR mortality）で検索するのはいかがでしょうか。
先生 そうですね。今回も『Clinical Queries』で検索してみましょう。
編集 Systematic Reviewsですと67件が検索されました。
先生 少し多いですね。ではLimits機能でMeta-Analysisを選択して絞り込みましょう。
編集 一気に14件になりました（検索1）。
先生 デバイスや技術の進歩が速いPCIの分野ですから，今回は新しい文献に限定して探してみましょう。SYNTAXスコア登場（2009年）以降の試験を中心にみていきましょうか。
編集 2009年以降の文献でみますと，今回のPECOに合致するメタ解析が5件，うち2件は2011年の報告です（Evidence 1, 2）。
先生 最新のRCTの結果も気になりますね。Clinical Study Categoriesの2011年の文献も確認してみましょう。
編集 『Scope』を"Narrow"にすると，91件あります（検索2）。2011年の論文をみていくと，PRECOMBAT試験など今回の検索でPECOに合う文献は2件あります（Evidence 3, 4）。先ほどのメタ解析とともにこれらも参考になりそうですね。

（検索：2011年11月，なお2012年5月現在Limitsはfiltersに名称が変更された）

エビデンス解説（p.34-37に文献概要あり）
Evidence 3, 4はRCTだが，ともに非劣性試験であり，Evidence 3ではDESの非劣性が示されたのに対し，Evidence 4では非劣性が示されない，つまりPCIとCABGが同等とはいえないと示され，両者異なる結果となった。Evidence 3は対象が600例で，非劣性の限界値（マージン）が7％であるのに対し，Evidence 4は対象が201例と少なくマージンも10％と広いことから，Evidence 4のインパクトは小さい。　　　（名郷直樹）

検索1：(Therapy/Narrow[filter]) systematic[sb] AND ((death OR mortality) AND Left Main Coronary Artery Disease) Limits: Meta-Analysis
検索2：(Therapy/Narrow[filter]) AND ((death OR mortality) AND Left Main Coronary Artery Disease)

Evidence 1：Capodanno Dらのメタ解析（*J Am Coll Cardiol.* 2011; 58: 1426-32.）[PMID: 21939824]
Evidence 2：Zheng Sらのメタ解析（*Cardiology.* 2011; 118: 22-32.）[PMID: 21389717]
Evidence 3：PRECOMBAT試験（*N Engl J Med.* 2011; 364: 1718-27.）[PMID: 21463149]
Evidence 4：Boudriot EらのRCT（*J Am Coll Cardiol.* 2011; 57: 538-45.）[PMID: 21272743]

📖 Clinical Queries
PubMedの検索機能の一つ。キーワードを入力し簡単なフィルターを選択すると自動的に検索式が生成され，ある程度絞り込まれた検索結果が表示される。検索フィルターにはSystematic ReviewsやClinical Study Categoriesなどがある

📖 研究デザインと信頼性
ランダム化比較試験（RCT）は，単独の臨床試験ではもっともエビデンスレベルが高い。RCTの結果を統合したメタ解析の質もRCTと同様に扱われる。一方，観察研究（コホート研究）はRCTやそのメタ解析に比べるとエビデンスレベルは劣る

参考になりそうな文献はみつかった　→　臨床現場では実際にどうすべきか　→　専門家の考え（CORE）を読んでみる

CQ 5　非保護左主幹部病変に対する血行再建は，CABGかDESか？

CORE
Current Opinion & REview

非保護左主幹部病変を有する症例の血行再建術は，今日においても原則CABGを選択する。CABGのリスクが高く，SYNTAXスコアなどで表される病変難易度が低い場合にPCIが考慮されるべきである。

（回答：浅野竜太，住吉徹哉）

●はじめに

バイパス血管などで保護されていない非保護左主幹部(left main trunk: LMT)病変に対する血行再建は，CABGを第一選択とし，PCIは原則禁忌とされてきた。しかし，近年ではデバイスと技術の進歩，とくに冠動脈ステントにより急性冠閉塞のリスクが減少し，手技成功率が格段に向上したこと，DESにより再狭窄の問題が解決に大きく近づいたことにより，ある種の条件が満たされていればLMT病変を有する患者に対しても，PCIはCABGの代替治療となり得ると考えられるようになった。近年発表された各種ガイドラインでも，入口部または体部のLMT単独，もしくはLMT＋1枝病変例に対するPCI推奨を，class IIbからIIaに繰り上げている。

● DES時代のLMT病変例に対するPCIとCABGの比較試験

LMT病変を対象としてDESの有効性を示した観察研究は数多く存在するが，大規模なランダム化比較試験

Evidence ● 1

PATIENT
LMT病変を有する患者1611例(SYNTAXスコア24-30, logistic EuroSCORE 2.5-3.9%)

EXPOSURE
PCI (DES 96%)

COMPARISON
CABG（左前下行枝への左内胸動脈グラフト使用95%）

OUTCOME	OR (95%CI)	1年間のNNT/NNH
MACCE*	1.28 (0.95-1.72)	NNH 37
死亡＋心筋梗塞＋脳卒中	0.77 (0.48-1.22)	NNT 67
死亡	0.74 (0.43-1.29)	NNT 91
心筋梗塞	0.98 (0.54-1.78)	NNT 1000
脳卒中	0.15 (0.03-0.67)	NNT 63
TVR	2.25 (1.54-3.28)	NNH 17

*死亡，心筋梗塞，脳卒中，TVRの複合　すべて1年のアウトカム

DESIGN　RCT 4試験のメタ解析
出版バイアス：funnel plotを作成しバイアスは認められず
評価者バイアス：評価者はジャーナル，著者あるいは研究機構に対し非盲検
元論文バイアス：元論文の質（交絡因子の制御，手技，追跡完了率，盲検）は評価したが，正式なスコア付けは実施せず
異質性バイアス：異質性は認められず

LMT：左主幹部，PCI：経皮的冠動脈インターベンション，DES：薬剤溶出性ステント，CABG：冠動脈バイパス術，MACCE：主要有害心・脳血管イベント，TVR：標的血管血行再建術，OR：オッズ比，95% CI：95%信頼区間，NNT：治療必要数，NNH：害必要数

Capodanno D, et al. Percutaneous coronary intervention versus coronary artery bypass graft surgery in left main coronary artery disease: a meta-analysis of randomized clinical data. *J Am Coll Cardiol*. 2011; 58: 1426-32.[PMID：21939824]

出版バイアス：ネガティブデータは出版されにくいため，治療効果が過大に見積もられやすいというバイアス　**評価者バイアス**：評価者によってデータが恣意的に選ばれることによるバイアス　**元論文バイアス**：メタ解析の対象となった論文の質が低いことにより生じるバイアス　**異質性バイアス**：個々の試験の研究デザインや結果のばらつきにより生じるバイアス

(RCT)によるエビデンスは十分とは言えない。SYNTAX試験は，新規の冠動脈3枝病変，またはLMT病変を対象とし，パクリタキセル溶出ステントを用いたPCIとCABGとのRCTである[1]。従来の研究で考慮されてこなかった，冠動脈病変そのものの複雑性（PCIの難易度）が点数化され，スコア別サブグループ解析も行われている。4年のフォローアップの結果，SYNTAXスコア別の主要有害心・脳血管イベント（MACCE：全死亡，非致死的心筋梗塞，脳卒中，血行再建術再施行を含む）発生率は，低スコア（0-22）と中スコア（23-32）で有意差を認めず，高スコア（>33）になってはじめて再血行再建率に関してCABGがPCIに勝っていた。

今回，PECOに則って定式化検索した結果，エビデンスレベルが高いと考えられる4文献が抽出された。**Evidence 1**（メタ解析）は，LMT病変例に対するPCIとCABGを比較したRCT 3試験に，SYNTAX試験のLMTサブグループ解析例を加えた1611例を対象としている[2]。1年間のMACCE発生率に有意差はなかったが（PCI: 14.5% vs CABG: 11.8%，$P=0.11$），標的血管血行再建術はPCI群で，脳血管障害に関してはCABG群で有意に高率であった。これは，従来多枝病変を対象に行われてきたPCI/CABG比較試験で得られた結果に近いものであった。

● 問題点

RCTから得られたエビデンスを，実際の臨床に適応する場合の一番大きな問題点は，その追跡期間が短いことである。今回取り上げたなかで最長の試験でも，追跡期間は5年である（**Evidence 2**）[3]。しかし一方で，10年以上の長期成績が明らかとなる頃には，PCIのデバイスそのものがすでに使われなくなっているという問題が常に生じており，今回抽出された四つのエビデンス（**Evidence 1-4**）でみても，第一世代のDESが用いられている。現在第二世代のDESを用い，SYNTAXスコア33未満のLMTを対象としたEXCEL試験が進行中である。

● まとめ

PCIによって得られる臨床的効果はSYNTAXスコアに代表される病変難易度（lesion complexity）によって異

Evidence ● 2

PATIENT: 非保護LMT病変を有する5479例
EXPOSURE: DES
COMPARISON: CABG

DESIGN: RCT 2試験と観察研究13試験のメタ解析
出版バイアス：funnel plotを作成しバイアスは認められず
評価者バイアス：2名で独立して評価
元論文バイアス：記載なし
異質性バイアス：死亡，心筋梗塞，脳血管イベント，血行再建術再施行（1-3年）で異質性が認められた

OUTCOME	追跡期間1年の試験 試験数(n)	OR (95%CI)	追跡期間2年の試験 試験数(n)	OR (95%CI)	追跡期間3年の試験 試験数(n)	OR (95%CI)	追跡期間4年の試験 試験数(n)	OR (95%CI)	追跡期間5年の試験 試験数(n)	OR (95%CI)
死亡	7試験(2691)	0.71 (0.50-1.03)	5試験(2232)	1.28 (0.93-1.76)	4試験(1940)	0.88 (0.53-1.46)	1試験(376)	0.46 (0.18-1.17)	2試験(1041)	1.16 (0.85-1.57)
死亡，心筋梗塞，脳血管イベント	8試験(3484)	0.95 (0.63-1.43)	3試験(1630)	1.34 (0.67-2.67)	4試験(1940)	1.06 (0.59-1.90)	1試験(376)	0.53 (0.26-1.08)	2試験(1041)	0.83 (0.33-2.07)
血行再建術再施行	11試験(4045)	5.00 (2.85-8.77)	4試験(1889)	4.79 (2.72-8.45)	4試験(1940)	5.72 (3.07-10.65)	1試験(376)	2.16 (1.17-4.01)	2試験(1041)	5.65 (3.44-9.27)

LMT：左主幹部，PCI：経皮的冠動脈インターベンション，DES：薬剤溶出性ステント，CABG：冠動脈バイパス術，OR：オッズ比，95% CI：95%信頼区間
Zheng S, et al. Comparison between drug-eluting stents and coronary artery bypass grafting for unprotected left main coronary artery disease: a meta-analysis of two randomized trials and thirteen observational studies. *Cardiology*. 2011; 118: 22-32. [PMID：21389717]

CQ 5 非保護左主幹部病変に対する血行再建は，CABGかDESか？

なるが，CABGの初期遠隔期成績はSYNTAXスコアには左右されず，むしろEuroスコアやSTSスコアといった，患者背景，併存疾患や心機能などを含んだ要素を考慮することが重要である（▶表）。実際の臨床では各施設の治療成績や，個々の患者の社会的背景まで十分に考慮して，本来の治療目標である自覚症状と長期予後改善を目指した治療選択を行うことはいうまでもないが，今日でもLMT病変例の血行再建は原則CABGを選択すべきで，CABGが高リスクで病変難易度（SYNTAXスコア）が低い例については，PCI選択の余地があると考えている。 **core**

■ 回答：浅野竜太（榊原記念病院循環器内科）
　　　　住吉徹哉（榊原記念病院循環器内科）

筆頭著者プロフィール ● 1985年兵庫医科大学医学部卒業後，東京女子医科大学循環器内科学教室に入局。93年東京女子医科大学循環器内科学教室助手。96年榊原記念病院循環器内科医長，2002年同心血管カテーテル室長，06年より同循環器内科部長兼務。虚血性心疾患の臨床研究および心血管カテーテルインターベンションを専門領域とするが，冠動脈や末梢血管のインターベンションだけでなく，PTMC，PTAV，TAVRといった弁膜症のカテーテル治療，EVARをはじめとする大血管疾患にも積極的に取り組んでいる。

参考文献
1) Serruys PW, et al. *N Engl J Med*. 2009; 360: 961-72. [PMID：19228612]
2) Capodanno D, et al. *J Am Coll Cardiol*. 2011; 58: 1426-32. [PMID：21939824]
3) Zheng S, et al. *Cardiology*. 2011; 118: 22-32. [PMID：21389717]

▶表　各種スコアの参照ウェブサイト

スコア名	参照ウェブサイト
SYNTAX スコア	The SYNTAX Score website　http://www.syntaxscore.com
Euro スコア	official website of the euroSCORE　http://euroscore.org
STS スコア	Online STS Risk Calculator　http://riskcalc.sts.org/STSWebRiskCalc273/

Evidence ● 3

PATIENT	OUTCOME	12ヵ月			24ヵ月	
新規の非保護LMT病変（狭窄>50％）があり，安定・不安定狭心症，無症候性虚血，非ST上昇心筋梗塞のいずれかを有する600例		RR (95%CI)	NNH (95%CI)	非劣性のP値	HR (95%CI)	NNH (95%CI)
	主要有害心血管＋脳血管イベント	1.30 (0.74-2.28)	50 (16 to -44)	0.01	1.50 (0.90-2.52)	25 (11 to -125)

EXPOSURE　DES（シロリムス溶出性ステント）

COMPARISON　CABG

DESIGN　RCT（非劣性試験）
ランダム化：あり
マスキング：オープンラベル。エンドポイントの評価は試験群の割付けを知らない評価委員会が実施
コンシールメント：ランダム化順序はコンピュータで発生；封筒法；置換ブロック法；登録センターにより層別化
ITT解析：実施

LMT：左主幹部，DES：薬剤溶出性ステント，CABG：冠動脈バイパス術，RR：リスク比，HR：ハザード比，95%CI：95%信頼区間，NNH：害必要数
Park SJ, et al. Randomized trial of stents versus bypass surgery for left main coronary artery disease. *N Engl J Med*. 2011; 364: 1718-27. [PMID：21463149]

ランダム化：背景を均等にするために，試験参加者をランダムに各介入群に振り分ける手順　**マスキング**：割付け後，どの介入群に割付けられているかを知ることができないようにすること　**コンシールメント**：割付け前，試験参加者の各介入群への割振りの順番を，研究者，医師に対し隠蔽しておくこと　**ITT解析**：割付けされた治療から逸脱した患者や脱落した患者も含めて，最初の割付けに基づき解析をすること

Evidence 4

PATIENT	OUTCOME	RR	ARR	1年間のNNH（95％CI）	非劣性のP値
非保護LMT狭窄（≧50％）があり，多枝病変のない患者201例	主要有害心血管イベント*	1.4	5.1 (-5.3 to 15.7)	19 (7 to -20)	0.19

*全死亡，心筋梗塞，標的血管血行再建術再施行の必要性　追跡期間12ヵ月

EXPOSURE
DES（シロリムス溶出性ステント）

COMPARISON
CABG

DESIGN RCT（非劣性試験）
ランダム化：あり
マスキング：オープンラベル。アウトカムの評価をマスキング
コンシールメント：独立施設において，コンピュータのランダム化プログラムでランダム割付け
ITT解析：実施

LMT：左主幹部，DES：薬剤溶出性ステント，CABG：冠動脈バイパス術，RR：リスク比，ARR：絶対リスク減少率，95％CI：95％信頼区間，NNH：害必要数

Boudriot E, et al. Randomized comparison of percutaneous coronary intervention with sirolimus-eluting stents versus coronary artery bypass grafting in unprotected left main stem stenosis. *J Am Coll Cardiol.* 2011; 57: 538-45. [PMID：21272743]

VOICE

Manesh R. Patel
Department of Medicine, Division of Cardiology, Duke University Medical Center

再度の血行再建術を受け入れられるのか

きわめて難しい問題です。いずれにも適応のある患者においては，CABGのほうが良好とするデータがあります。しかし実際には，病変の種類や数，複雑性などを考慮した総合的な判断が必要だと思います。

また，CABGと比較し，PCIは安全性が高いものの，再度の血行再建術が必要となる場合があります。重要なのは，患者がPCIを繰り返すことに耐えうるかどうかです。そして，患者自身がそれを望むのかどうか，治療のリスクとベネフィットを十分に説明したうえで話し合う必要があります。われわれは，慢性の安定型狭心症患者には時間をかけて判断するようにしています。一方，急性の左主幹部病変の場合は，すばやく再灌流を促すために，多くの患者でPCIを実施しています。

SYNTAX試験では，SYNTAXスコアの高いサブグループではPCIはCABGよりも再血行再建の頻度が高く，心血管イベント発生率も高い傾向にあることが示されました。一方，SYNTAXスコア低値あるいは中等度の患者では，PCIはCABGと同等である可能性が示唆されています。

VOICE

Spencer B. King III
Saint Joseph's Medical Group

左主幹部のみならPCIも考慮できる

左主幹部病変に対してはCABGがきわめて優れた解決策であることは間違いありません。しかし，病変が左主幹部に限局され，その他の動脈に存在しない場合には，PCIはCABGと同様に有用であると考えられています。この場合，外科的介入のリスクが高い患者であればPCIが望ましい選択になります。

左主幹部病変にPCIを行う際は，術者の熟練度という壁もあります。左主幹部病変にはこれまでCABGが実施されてきた経緯もあり，PCIの臨床経験を有する術者は多くありません。経験のない内科医であれば，あえてPCIに臨むことはせずCABGを実施するか，左主幹部病変のPCIに熟練した術者にゆだねるべきでしょう。

■ CQ 5 企画：平山篤志（日本大学医学部循環器内科）
■ 協力：名郷直樹（武蔵国分寺公園クリニック）

CQ 6 DES治療後の2剤抗血小板療法はいつまで継続すべきか？

臨床現場で生じた疑問

DES治療後の2剤抗血小板療法はいつまで継続すべきか？

薬剤溶出性ステント（DES）の登場により経皮的冠動脈インターベンション（PCI）後の再血行再建術の施行は減少した。しかし，DESによる急性冠閉塞および亜急性血栓性閉塞の頻度はベアメタルステント（BMS）と変わらないものの，BMSでは認められなかった30日以後から1年までのlate thrombosis，さらに1年以後のvery late thrombosisが発症することが明らかになった。これはDESによる内皮形成の遅延のためであることが病理所見から示唆されている。

このvery late thrombosisの原因の一つとして，アスピリンとチエノピリジン系抗血小板薬の2剤投与（DAPT）の中止が考えられている。DAPTを長期に継続することができればよいが，長期のDAPTは出血性リスクを増加するため脳血管障害や消化管出血の原因となる可能性がある。また，消化管の内視鏡検査や手術時には中止する必要がある。DES留置後，DAPTは現実にいつまで継続する必要があるだろうか，また，DAPTと血栓症の発症との関連についてはどう考えればよいのか。

（企画：平山篤志）

疑問を定式化し情報を収集してみる

先生 今回はDAPTの治療期間についての話題ですね。

編集 ACC/AHA/SCAIのPCIガイドラインによると，DES留置後の無期限のアスピリン使用と少なくとも1年間のクロピドグレル投与を推奨しています。

先生 そうですね。しかし，DAPTの継続期間についての確固たるエビデンスはなく，1年よりも長期に投与すべきか，より短期間でもよいのかは結論が得られていません。1年以上か，それ以下かという点がポイントになるでしょう。

編集 アウトカムは「真のアウトカム」である死亡，心筋梗塞，脳卒中とすればよいでしょうか。

先生 抗血栓薬について検討する際は，必ず出血イベントの程度をみて，リスクとベネフィットを考慮する必要があります。アウトカムには出血イベントを含めましょう。今回の疑問を定式化すると，右のPECOのようになります。

PECO（疑問の定式化）

P：DES治療後の患者
E：1年を超えるクロピドグレル投与
C：1年以下のクロピドグレル投与
O：心筋梗塞，脳卒中，死亡，出血イベント

PECO

Patient（どんな患者に），Exposure（なにをすると），Comparison（なにに比べて），Outcome（どうなるか）の略語。PECOを用いて臨床現場で生じた疑問を明確にすることで，文献検索の際の適切なキーワードを選定することが容易になる

■ PubMed で文献を検索する

編集 今回は drug-eluting stent，(death OR mortality) のほか，clopidogrel の 3 単語を用いて『Clinical Queries』で検索してはどうでしょうか．

先生 やってみましょう．

編集 Systematic Reviews は 15 件ですが，今回の PECO にあう文献はないようです．『Scope』を "Narrow" にすると，Clinical Study Categories で 47 件，PECO にあう文献は 4 件みつかりました（**検索 1**）．しかし，そのうちの 3 件はプロトコール論文です．

先生 結果まで発表されている 1 件は，二つの RCT を統合した 2010 年の報告ですね（**Evidence 1**）．ほかにも探してみましょう．clopidogrel の代わりに antiplatelet を用いて，『Clinical Queries』で検索してみて下さい．

編集 『Scope』を "Narrow" にすると，Clinical Study Categories は 32 件，メタ解析は 23 件です（**検索 2**）．検索 1 の文献と重複するものが多く，今回の PECO にあう文献として追加できるものはみつかりません．

先生 そうですか．では，念のため『Scope』を "Broad" にした場合の結果もみておきましょう．

編集 Clinical Study Categories の 1 件目に 6 ヵ月と 12 ヵ月の比較を行った 2011 年の文献がみつかりました（**検索 3，Evidence 2**）．

（検索：2011 年 11 月）

検索 1：(Therapy/Narrow [filter]) AND (drug-eluting stent (death OR mortality) clopidogrel)
検索 2：(Therapy/Narrow [filter]) AND (drug-eluting stent (death OR mortality) antiplatelet)
検索 3：(Therapy/Broad [filter]) AND (drug-eluting stent (death OR mortality) antiplatelet)

Evidence 1：REAL-LATE 試験，ZEST-LATE 試験の統合解析（*N Engl J Med.* 2010; 362: 1374-82.）[PMID：20231231]

Evidence 2：EXCELLENT 試験（*Circulation.* 2012; 125: 505-13.）[PMID：22179532]

エビデンス解説（p.40-41 に文献概要あり）
Evidence 1，2 ともにイベント発生率が低かったことから，より大規模な試験が必要であるとされている．Evidence 2 については，非劣性の限界値（マージン）4% というのは一般的には決して大きいとはいえないが，イベント発生率が 4.8%，4.3% と低いことから考えると，論文内の記述通りマージンが大きすぎるといえるだろう．　　　　（名郷直樹）

📖 Clinical Queries
PubMed の検索機能の一つ．キーワードを入力し簡単なフィルターを選択すると自動的に検索式が生成され，ある程度絞り込まれた検索結果が表示される．検索フィルターには Systematic Reviews や Clinical Study Categories などがある

📖 研究デザインと信頼性
ランダム化比較試験（RCT）は，単独の臨床試験ではもっともエビデンスレベルが高い．RCT の結果を統合したメタ解析の質も RCT と同様に扱われる．一方，観察研究（コホート研究）は RCT やそのメタ解析に比べるとエビデンスレベルは劣る

参考になりそうな文献はみつかった → 臨床現場では実際にどうすべきか → 専門家の考え（CORE）を読んでみる

CQ 6 DES治療後の2剤抗血小板療法はいつまで継続すべきか？

CORE Current Opinion & REview

DES留置後の2剤抗血小板療法を12ヵ月より短縮できる可能性はでてきたが，中止に際しては患者のもつリスクとDES留置方法の複雑性を考慮し，ガイドラインと照らし合わせたうえで判断すべきである。

（回答：上野高史，光武良亮，板家直樹）

● DES留置後のDAPT：短期間と長期間の比較研究を探る

「DES治療後の2剤抗血小板薬療法はいつまで継続すべきか？」という疑問を，PECOに則り定式化し，文献検索を行うと，今回の疑問に適当な二つのオープンラベルRCTの文献が抽出された。Evidence 1は，REAL-LATE試験とZEST-LATE試験を統合して解析された研究で，DES留置後1年目でのアスピリン単剤(ASA)群(1344例)とDAPT群(1357例)を比較した試験である[1]。またEvidence 2は，3種類のDESで治療した患者に対し，6ヵ月目にDAPTからASA単剤にした群(722例)と12ヵ月までDAPT継続した群(721例)を比較した試験である[2]。

Evidence 1，2の患者背景は，Evidence 2で安定狭心症の割合と病変の重症度が高く，ステント数，多枝病変，危険因子，薬物使用状況は同等であった。一次エンドポイントは両研究とも複合エンドポイントを用いており，Evidence 1は「初発心筋梗塞または心臓死」を，

Evidence ● 1

PATIENT	OUTCOME		1年		2年	
DES留置後≧1年かつ登録時にDAPT実施中であった患者2701例			RR	NNH	HR (95%CI)	NNH
	一次エンドポイント 初発の心筋梗塞，心臓死		1.4	500	1.65 (0.80-3.36)	167
EXPOSURE クロピドグレル＋低用量アスピリン(DAPT)	おもな二次エンドポイント TIMI分類上の大出血		2.0	1000	2.96 (0.31-28.46)	1000
COMPARISON 低用量アスピリン(ASA)	**DESIGN** RCT 2試験の統合解析 ランダム化：あり マスキング：オープンラベル。アウトカムの評価および解析をマスキング コンシールメント：試験サイトとDESの種類(使用薬剤)で層別化し，コンピュータでランダム化 ITT解析：実施					

DES：薬剤溶出性ステント，DAPT：2剤抗血小板療法，RR：リスク比，HR：ハザード比，95%CI：95%信頼区間，NNH：害必要数

Park SJ, et al. Duration of dual antiplatelet therapy after implantation of drug-eluting stents. *N Engl J Med*. 2010; 362: 1374-82. [PMID：20231231]

■ **ランダム化**：背景を均等にするために，試験参加者をランダムに各介入群に振り分ける手順　**マスキング**：割付け後，どの介入群に割付けられているかを知ることができないようにすること　**コンシールメント**：割付け前，試験参加者の各介入群への割振りの順番を，研究者，医師に対し隠蔽しておくこと　**ITT解析**：割付けされた治療から逸脱した患者や脱落した患者も含めて，最初の割付けに基づき解析をすること

Evidence 2 は「心臓死または心筋梗塞に加え標的血管血行再建の Target-vessel failure」を用いている。二次エンドポイントは，Evidence 1 と 2 に共通しているものが，「全死亡，心筋梗塞，脳卒中（Evidence 2 では脳血管事故），再血行再建術，ステント血栓症，TIMI 分類上の大出血」である。Evidence 1 は「心筋梗塞または全死亡の組み合わせ」，「心筋梗塞，脳卒中または全死亡の組み合わせ」，「TIMI 分類による大出血」を，Evidence 2 は「死亡または心筋梗塞，全出血，安全性のエンドポイント」を加えて解析している。

Evidence 1 と 2 では DAPT 投与短縮期間が 12 ヵ月と 6 ヵ月と異なるが，両者ともに DAPT 投与期間を短縮したものと長期投与の比較と解釈すると，一次エンドポイントの結果は，Evidence 1 では初発心筋梗塞と心臓死が長期投与（DAPT 群）1.8％に対し短縮投与（ASA 群）が 1.2％（$P = 0.17$），Evidence 2 では Target-vessel failure が長期投与 4.3％に対し短期投与 4.8％（$P = 0.60$）であり，DAPT 投与期間短縮は長期投与と差がなかった。二次エンドポイントは Evidence 1 で「心筋梗塞，脳卒中または全死亡の組み合わせ」が長期投与（DAPT 群）3.2％に対し，短縮投与（ASA 群）1.8％（HR 1.73, 95％信頼区間［CI］0.99-3.00，$P = 0.05$）で，長期投与（DAPT 群）のほうが重篤なイベントが多かった。ステント血栓症に関しては Evidence 1 では長期投与（DAPT 群）0.4％，短縮投与（ASA 群）0.4％で差はなく，Evidence 2 では短期投与 0.9％に対し長期投与 0.1％（HR 6.02, 95％CI 0.72-49.96, $P = 0.10$）であり，DAPT 投与期間を短縮した群でステント血栓症が多い傾向が認められた。出血イベントに関しては両研究とも差はみられていない。

これらの研究結果から，DES 留置後必ずしも DAPT は長期間継続する必要はない可能性があるが，半年で ASA 単剤にするとステント血栓症は増える可能性があると考えられる。ただし，Evidence 1 と Evidence 2 は出血の問題は DAPT 長期投与と短期投与で差がなかった。

● **DAPT はガイドラインより短縮できるのか？**
この二つの研究の結果は尊重するが，両文献には注意するべき点がある。キーワードはオープンラベル，intention-to-treat（ITT）である。

Evidence ● 2

PATIENT	**OUTCOME**	HR (95%CI)	1年間のNNT/NNH (95%CI)
DES 留置後の患者 1443 例	一次エンドポイント		
EXPOSURE	Target-vessel failure*	1.14 (0.70-1.86)	NNH 182 (37 to -63), 非劣性 $P=0.001$
DAPT 6 ヵ月	そのほかのおもなエンドポイント		
COMPARISON	ステント血栓症	6.02 (0.72-49.96)	NNH 144 (71 to -4055)
DAPT12 ヵ月	全出血	0.40 (0.13-1.27)	NNT 120 (61 to 560)
	TIMI分類上の大出血	0.50 (0.09-2.73)	NNT 360 (106 to -259)

*ランダム化後12ヵ月の心臓死，心筋梗塞，虚血による標的血管への血行再建術再施行の複合

DESIGN RCT（非劣性試験）
ランダム化：あり
マスキング：オープンラベル。アウトカムの評価をマスキング
コンシールメント：登録サイト，糖尿病の有無，病変長で層別化し，WEB上の応答システムを用いてランダム化
ITT解析：実施

DES：薬剤溶出性ステント，DAPT：2剤抗血小板療法，HR：ハザード比，95%CI：95%信頼区間，NNT：治療必要数，NNH：害必要数

Gwon HC, et al. Six-month versus 12-month dual antiplatelet therapy after implantation of drug-eluting stents: The Efficacy of Xience/Promus Versus Cypher to Reduce Late Loss After Stenting (EXCELLENT) randomized, multicenter study. *Circulation*. 2012; 125: 505-13. [PMID：22179532]

CQ 6　DES治療後の2剤抗血小板療法はいつまで継続すべきか？

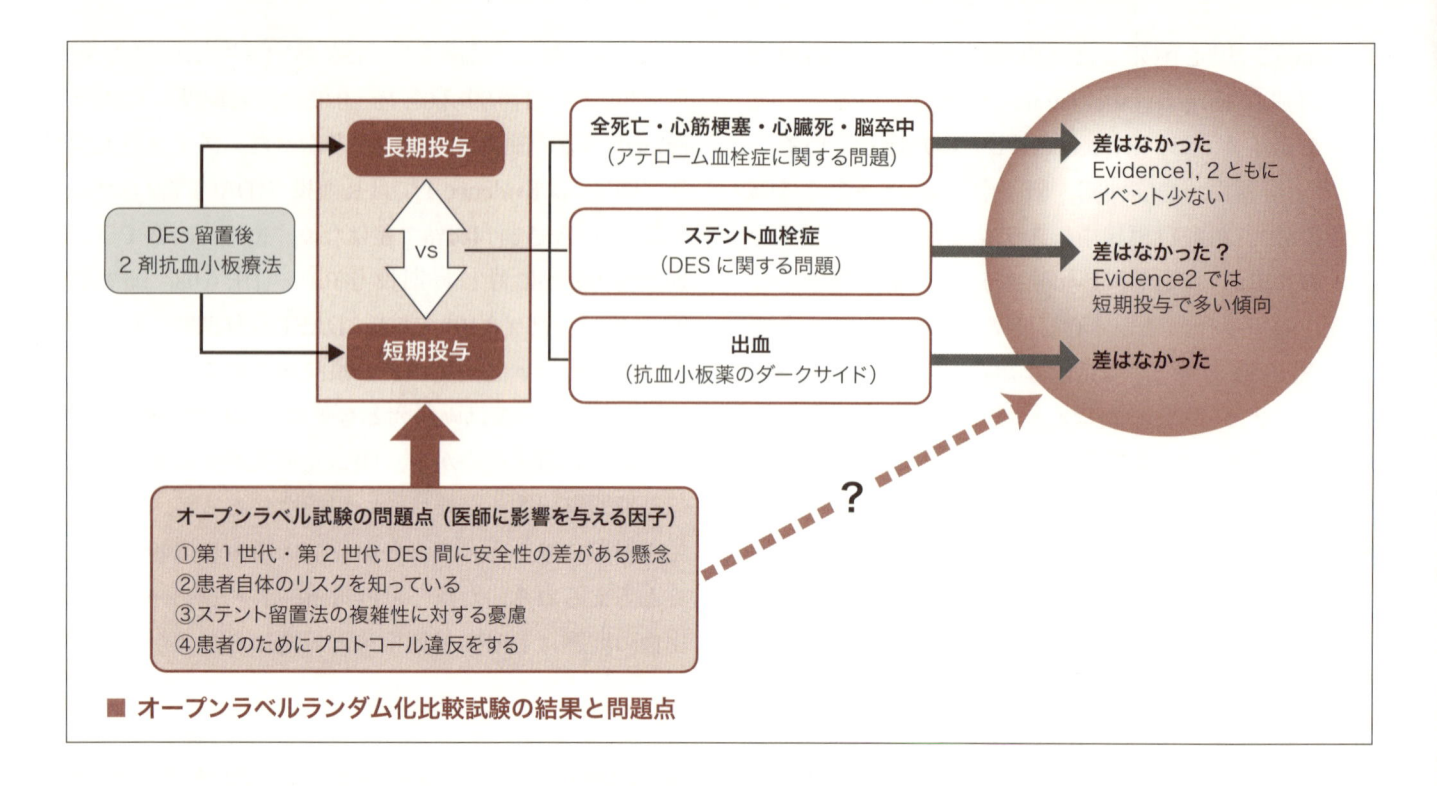

■ オープンラベルランダム化比較試験の結果と問題点

Evidence 1では，ランダム化後もASA群で，18ヵ月目に6.3％，24ヵ月目に4.4％の症例がクロピドグレルを服用している。Evidence 2では6ヵ月でASA単剤になるべき群で，240日後でも183例がクロピドグレルを服用している。この原因として考えられるのは，使用薬剤がわかるオープンラベル試験であるため，主治医の判断で意識的なプロトコール違反が行われたということである。つまり中止したくないという意識が働いた可能性が否定できない。

しかし，ITTで解析するということは，薬剤継続者も短期的な中止群として取り扱われたということを理解しておく必要がある。Evidence 2には薬剤使用に応じた解析補足の表があり，その結果を参照すると，ステント血栓症は短期投与で1.2％，長期投与で0.2％（HR 7.88，95％CI 0.95-65.44，$P=0.06$）と，かなり意味のある数値に近づいていることがわかる。さらには母集団の数が少ないことにもよった結果であるといえる。

● まとめ

DAPTのような有効性と安全性（または危険性）を評価することが必要とされる試験，ことにイベント自体の発症数が少ない事象を検討するには，オープンラベルではなく二重盲検法で，多くの症例で試験実施を必要とすることは明らかである。したがって現時点では，この二つの研究からDAPTの期間をガイドラインより短縮させるところには至っていない。

■ 回答：上野高史（久留米大学病院循環器病センター）
　　　　光武良亮（久留米大学医学部心臓・血管内科）
　　　　板家直樹（久留米大学医学部心臓・血管内科）

筆頭著者プロフィール ● 1982年長崎大学医学部卒業，99年米国アトランタ心臓血管研究所へリサーチフェローとして留学，2002年福岡市医師会成人病センター副院長，10年久留米大学病院循環器病センター教授。冠動脈疾患治療，とくにインターベンション治療を専門とし，DES留置後の冠循環・画像診断に関する研究を行っている。

参考文献
1) Park SJ, et al. *N Engl J Med*. 2010; 362: 1374-82. [PMID：20231231]
2) Gwon HC, et al. *Circulation*. 2012; 125: 505-13. [PMID：22179532]

🔊 VOICE

Manesh R. Patel
Department of Medicine, Division of Cardiology, Duke University Medical Center

少なくとも1年は継続

ガイドラインではDAPTを1年以上継続することが推奨されていますが，いつまで継続すべきかは明らかになっていません。PRODIGY試験では，DESあるいはBMS植込み患者にて2年間のDAPTと6ヵ月のDAPTが比較され，全死亡率や心筋梗塞発症率に群間差は示されず，出血イベントは2年間のDAPTのほうが有意に多いという結果でした。今後十分な症例数による臨床試験での検証が必要です。現在，約2万例を対象に，12ヵ月のDAPTと30ヵ月のDAPTを比較するDAPT試験が行われていますので，その結果を待つ必要があります（*Am Heart J.* 2010; 160: 1035-41.）。現時点では，遅発性ステント塞栓症のリスクを回避するため，少なくとも1年間はDAPTを継続すべきだと思います。

🔊 VOICE

Dharam Kumbhani
Department of Cardiovascular Medicine, Cleveland Clinic

1年以上の継続を提案

DAPTの至適期間について十分な検証がなされているわけではありません。実際には，私も含め多くの内科医は，とくに若年患者であれば可能な限り長期間のDAPTを実施しています。患者によっては，家事や髭剃りでのアクシデントで生じる出血を恐れ，DAPTを1年で中止することを望む方もいますが，それでもなるべく継続するように患者に提案するようにしています。

■ CQ 6 企画：平山篤志（日本大学医学部循環器内科）
■ 協力：名郷直樹（武蔵国分寺公園クリニック）

CQ 7　エビデンスによるループ利尿薬の使用方法とは？

臨床現場で生じた疑問

エビデンスによるループ利尿薬の使用方法とは？

　心不全の治療において，利尿薬は歴史的に初期の薬に位置づけられる。40年以上前，心不全患者の治療が安静と減塩が中心であった時代にフロセミドが登場し，たちまち患者に利尿がついて，うっ血状態が改善することから，心不全は利尿薬で治癒できると思われた時代もあり，一部の循環器非専門医の間に「心不全の治療＝利尿薬」という図式ができてしまった。しかしその後，慢性心不全においてはACE阻害薬，β遮断薬が心不全患者の生命予後を改善するという前向き試験結果が多く得られ，利尿薬単独で治療を行うことはなくなってきた。

　利尿薬は広く慢性心不全，急性心不全において，文字通り利尿を得てうっ血を改善するために使用されている薬剤であり，利尿薬を用いずに中等症以上の心不全患者を管理することは不可能である。その一方で，後ろ向きの解析では，フロセミドを多量に使用した患者の予後が悪いことも報告されており，現在，慢性心不全においてはフロセミド以外のループ利尿薬の検討も行われている。さらに急性心不全におけるフロセミドの投与法についても検討され，最近，DOSE試験の結果が報告された (Felker GM, et al. *N Engl J Med.* 2011; 364: 797-805.)。

　古くて新しいテーマである慢性，急性心不全患者へのループ利尿薬投与について，専門家はどう考えるのか。

（企画：佐藤幸人）

疑問を定式化し情報を収集してみる

先生　今回はCQの比較対照から考えてみましょう。

編集　「使用方法」ということは，持続静注とボーラス投与の比較でしょうか。

先生　そうですね。そのほかにも，高用量と低用量の比較も重要なテーマです。

編集　今回は二つのPECOで疑問を明確化する必要があるのですね。アウトカムとしては，心不全症状や再入院のほか，「真のアウトカム」である死亡も含めることになりますか。

先生　そうですね。「真のアウトカム」を検討したエビデンスはないかもしれませんが，まずは探してみることにしましょう。今回の疑問を定式化すると，右の **PECO** のようになります。

PECO 1（疑問の定式化）
- P：心不全患者
- E：ループ利尿薬の持続静注
- C：ループ利尿薬のボーラス投与
- O：心不全症状，心不全による再入院，死亡

PECO 2（疑問の定式化）
- P：心不全患者
- E：高用量ループ利尿薬
- C：低用量ループ利尿薬
- O：心不全症状，心不全による再入院，死亡

📖 PECO

Patient（どんな患者に），Exposure（なにをすると），Comparison（なにに比べて），Outcome（どうなるか）の略語。PECOを用いて臨床現場で生じた疑問を明確にすることで，文献検索の際の適切なキーワードを選定することが容易になる

■ PubMedで文献を検索する

編集 検索ワードは heart failure, loop diuretic, (death OR mortality) でいかがでしょうか。

先生 いいですね。では『Clinical Queries』で検索してみましょう。Systematic Reviewsによい文献はありそうですか。

編集 ヒットした10件のうち(**検索1**)，PECO 1 に合致する2005年のメタ解析が1件みつかりました(**Evidence 1**)。PECO 2 に合致する文献は見当たりません。

先生 2005年ですか。ちょっと古いですね。検索式から (death OR mortality) を外し，Systematic Reviewsによい文献がないか探してみて下さい。

編集 24件ヒットしましたが(**検索2**)，新たな文献は見当たりません。『Clinical Queries』の Clinical Study Categories でのヒット数は，『Scope』を"Narrow"にすると 209 件です。

先生 ではLimits機能でMeta-Analysis, Randomized Controlled Trial, English, published in the last 10 years に絞ってみましょう。そうすると 65 件になりますね(**検索3**)。

編集 PECO 1 に合致する文献が1件みつかりました(**Evidence 2**)。これは PECO 2 も検討した文献ですね。ループ利尿薬は古い薬剤ですが，その使い方を検討した文献は少ないのですね。

(検索：2011年11月，なお2012年5月現在 Limits は filters に名称が変更された)

エビデンス解説（p.46-47に文献概要あり）
Evidence 1, 2 両試験から，症状については用量や投与方法間で大きな差はみられない。一方，真のアウトカムである死亡率，入院については，メタ解析とはいえ小規模の検討であり，はっきりした結論はだせないのではないだろうか。　　　　（名郷直樹）

検索1：systematic[sb] AND (heart failure loop diuretic AND (death OR mortality))
検索2：systematic[sb] AND (heart failure loop diuretic)
検索3：(Therapy/Narrow [filter]) AND (heart failure loop diuretic) Limits: Meta-Analysis, Randomized Controlled Trial, English, published in the last 10 years
Evidence 1：コクランレビュー (*Cochrane Database Syst Rev.* 2005; 3: CD003178.) [PMID：16034890]
Evidence 2：DOSE 試験 (*N Engl J Med.* 2011; 364: 797-805.) [PMID：21366472]

📖 Clinical Queries
PubMedの検索機能の一つ。キーワードを入力し簡単なフィルターを選択すると自動的に検索式が生成され，ある程度絞り込まれた検索結果が表示される。検索フィルターには Systematic Reviews や Clinical Study Categories などがある

📖 研究デザインと信頼性
ランダム化比較試験(RCT)は，単独の臨床試験ではもっともエビデンスレベルが高い。RCTの結果を統合したメタ解析の質もRCTと同様に扱われる。一方，観察研究(コホート研究)はRCTやそのメタ解析に比べるとエビデンスレベルは劣る

参考になりそうな文献はみつかった → 臨床現場では実際にどうすべきか → 専門家の考え(CORE)を読んでみる

CQ 7 エビデンスによるループ利尿薬の使用方法とは？

CORE
Current Opinion
& REview

◆ 急性心不全に対するフロセミドの投与法は，ボーラスでも持続静注でもよいが，過量投与による循環血漿量不足は避ける。
◆ 慢性心不全に対しては，短時間作用型よりも長時間作用型のほうがよい可能性がある。

（回答：辻野 健，増山 理）

● はじめに

心不全の治療に際し，体液量過剰を伴う肺うっ血・肺水腫をコントロールするために，ループ利尿薬は必要不可欠な薬である。しかし後ろ向き解析での検討から，急性心不全にしろ慢性心不全にしろ，ループ利尿薬の使用量が多いほど患者の予後が悪いということが明らかになってきた。もちろん重症な患者ほど大量のループ利尿薬が必要だというのが最大の原因であろうが，使い方の工夫によって改善する余地があるのではないかという考えをもとに，ループ利尿薬の最適な使用法を探ろうという動きがある。その最大の成果がDOSE試験（**Evidence 2**）といえるだろう[1]。

● DOSE試験の概要

DOSE試験が行われた背景には，用量の問題とともに，小規模な臨床試験から「急性心不全に対してループ利尿薬はボーラスで使用するよりも持続静注で使用したほうがよいのではないか」という仮説があった（**Evidence**

Evidence ● 1

PATIENT
クラスIIIまたはIVのうっ血性心不全患者 254例

EXPOSURE
ループ利尿薬の持続静注

COMPARISON
ループ利尿薬のボーラス投与

OUTCOME

	試験数	n	効果	95%CI
尿の総排泄量	7	221	平均差 271cc/24時間	93.1-449
入院期間	1	107	平均差 3.1日	2-4.1
死亡	2	140	RR 0.52	0.38-0.71

RR：リスク比，95%CI：95%信頼区間

DESIGN RCTのメタ解析
出版バイアス：記載なし
評価者バイアス：2名が独立して評価。相違は別の評価者が解決
元論文バイアス：2名が独立して評価。相違は別の評価者が解決。全試験でバイアスの危険性は低かった（スコアB）
異質性バイアス：尿の総排泄量で異質性が認められた

Salvador DR, et al. Continuous infusion versus bolus injection of loop diuretics in congestive heart failure. *Cochrane Database Syst Rev.* 2005; 3: CD003178. [PMID：16034890]

📖 **出版バイアス**：ネガティブデータは出版されにくいため，治療効果が過大に見積もられやすいというバイアス **評価者バイアス**：評価者によってデータが恣意的に選ばれることによるバイアス **元論文バイアス**：メタ解析の対象となった論文の質が低いことにより生じるバイアス **異質性バイアス**：個々の試験の研究デザインや結果のばらつきにより生じるバイアス

$^{1)2)}$。そこで最適な用量と投与方法，この二つを同時に検証するために，DOSE試験（Evidence 2）は慢性心不全の急性増悪患者308例を対象に，フロセミドの使用量を低用量群（普段内服しているループ利尿薬と同じ1日用量）と高用量群（普段の2.5倍量）にランダム化し，さらに使用法をボーラス投与群（1日2回にわけて静注）と持続静注群にランダム化するという2×2ファクトリアルデザインで行われた。エンドポイントは自覚症状とクレアチニンの変化であった。結果，低用量群と高用量群に差はなく，ボーラス投与群と持続静注群にも差はなかった。

● まず，ループ利尿薬が必要かを見極める

DOSE試験は，精密なプロトコールで実施された二重盲検前向きRCTであり，症例数もそれまでの臨床試験に比べて圧倒的に多く，その結果は受け入れざるを得ない。ただしどんな使い方でもかまわないと誤解してはならない。

DOSE試験の対象者は，普段からループ利尿薬を服用している慢性心不全患者で，急性増悪（左室駆出率の平均値35％）した患者であるから，ループ利尿薬が必要であることは明らかである。しかし実際の臨床の場では，まず利尿薬が必要かどうかを見極める必要がある。急性心不全において，肺うっ血があるからといって体液量過剰があるとは限らない。左室の拡張不全が強いと，一過性の血圧上昇により急激に左室拡張末期圧が上昇し，体液量過剰を伴わず肺うっ血をきたす場合がある。とくに血圧が保たれているときには，まず血管拡張薬を使用し，それでも不十分な場合，内頸静脈の診察所見やエコーでの下大静脈径の所見から，体液量過剰が疑われるときにのみループ利尿薬を使うようにする。

● 内頸静脈の所見や下大静脈径を確認し，過量投与を避ける

またDOSE試験では，患者が普段どのくらいループ利尿薬を内服しているのかがわかっていた。しかし臨床現場ではそれがわからないことも多いので，われわれ

Evidence ● 2

		持続静注 vs ボーラス投与	高用量 vs 低用量
PATIENT 発症から24時間以内の急性非代償性心不全患者 308例	**OUTCOME** 患者自身がVASスコアで評価した症状全般* （72時間の平均AUC±SD）	4373±1404 vs 4236±1440 P=0.47	4430±1401 vs 4171±1436 P=0.06
EXPOSURE 1 ループ利尿薬の持続静注	ベースラインから72時間のクレアチニン値の変化（平均[mg/dL]±SD）	0.07±0.3 vs 0.05±0.3 P=0.45	0.08±0.3 vs 0.04±0.3 P=0.21
COMPARISON 1 ループ利尿薬のボーラス投与（12時間ごと）	*100mm（非常に良好）〜0mm（きわめて不良）のスケールで0, 12, 24, 48, 72時間後に評価し，AUCで定量化した。最大値は100mm×72時間で7200 VAS：ビジュアルアナログスケール，AUC：曲線下面積，SD：標準偏差		
EXPOSURE 2 高用量ループ利尿薬	**DESIGN** RCT（2×2ファクトリアルデザイン） ランダム化：あり マスキング：二重盲検 コンシールメント：施設で層別化し置換ブロック法で割付けた ITT解析：実施		
COMPARISON 2 低用量ループ利尿薬			

Felker GM, et al. Diuretic strategies in patients with acute decompensated heart failure. *N Engl J Med.* 2011; 364: 797-805. [PMID：21366472]

ランダム化：背景を均等にするために，試験参加者をランダムに各介入群に振り分ける手順　**マスキング**：割付け後，どの介入群に割付けられているかを知ることができないようにすること　**コンシールメント**：割付け前，試験参加者の各介入群への割振りの順番を，研究者，医師に対し隠蔽しておくこと　**ITT解析**：割付けされた治療から逸脱した患者や脱落した患者も含めて，最初の割付けに基づき解析をすること

CQ 7　エビデンスによるループ利尿薬の使用方法とは？

はまずフロセミド10-20 mgのボーラス投与を行い，利尿の反応をみて1回量を増減し，適宜追加していく。ボーラス投与を続けても持続静注にしてもよいが，循環血漿量不足に陥ることは，腎機能の悪化や神経体液性因子の活性化につながるので，内頸静脈の所見やエコーで下大静脈径を毎日チェックして過量投与を避けるように心がける必要があろう。

一方，慢性心不全患者においてループ利尿薬の長期連用が予後を改善するか否かについて検討したRCTはないが，投与の有無や用量の違いを後ろ向き解析で検討したところ，心不全の重症度で補正しても，ループ利尿薬（ほとんどがフロセミド）の使用量が多いほど予後が悪いというデータが多い（▶表）。その原因としては，電解質異常の発現とともに，フロセミドのような短時間作用型のループ利尿薬がもたらす，急速な体液量の低下による神経体液性因子の活性化が，慢性心不全患者の予後を悪化させる可能性が示唆されている。動物実験では長時間作用型のアゾセミドのほうが，短時間作用型のフロセミドよりも神経体液性因子の活性化が少なく，予後を改善することが明らかにされている。慢性心不全患者でも現在われわれのグループがアゾセミドとフロセミドの効果を比較するRCT，J-MELODIC試験を実施し，発表準備中である。本誌が出版される頃には発表されている予定だが，内服に切り替えるときには長時間作用型のループ利尿薬も考慮してほしい。

■回答：辻野　健（兵庫医療大学薬学部医療薬学科）
　　　　増山　理（兵庫医科大学内科学循環器内科）

筆頭著者プロフィール● 1984年神戸大学医学部卒業。92年にはエモリー大学研究員として留学。その後，神戸大学第一内科，兵庫医科大学循環器内科での勤務を経て2009年より兵庫医療大学薬学部教授。最近は高血圧や心不全における鉄代謝異常，大動脈弁狭窄症の発症機序などに興味を持ち，動物モデルから臨床までを対象とした幅広い研究を行っている。

参考文献
1) Felker GM, et al. *N Engl J Med*. 2011; 364: 797-805. [PMID：21366472]
2) Salvador DR, et al. *Cochrane Database Syst Rev*. 2005;(3):CD003178. [PMID：16034890]
3) Cooper HA, et al. *Circulation*. 1999; 100: 1311-5. [PMID：10491376]
4) Ahmed A, et al. *Eur Heart J*. 2006; 27: 1431-9. [PMID：16709595]
5) Eshaghian S, et al. *Am J Cardiol*. 2006; 97: 1759-64. [PMID：16765130]
6) Neuberg GW, et al. *Am Heart J*. 2002; 144: 31-8. [PMID：12094185]
7) Mielniczuk LM, et al. *J Card Fail*. 2008; 14: 388-93. [PMID：18514930]

▶表　各試験の比較

試験	対象患者	n	比較項目	おもなエンドポイント	リスク	95%CI
SOLVD試験[3]	左室収縮能低下	6797	経口利尿薬，有vs無	死亡率	RR 1.37	1.08-1.73
DIG試験[4]	慢性心不全	2782	経口利尿薬，有vs無	死亡率	HR 1.31	1.11-1.55
Eshaghianら[5]	重症心不全（外来）	1354	経口利尿薬，用量	死亡率	HR 3.4 per quartile of dose	2.4-4.7
PRAISE試験[6]	慢性心不全	1153	経口利尿薬，用量	死亡率	HR 1.37 for dose above median	示されず，P=0.004
Mielniczukら[7]	慢性心不全	183	経口利尿薬（フロセミド >80mg vs ≦80mg）	心不全悪化	HR 1.53 for dose >80mg	0.58-4.03

RR：リスク比，HR：ハザード比，95%CI：95%信頼区間

VOICE

Michael Felker
Department of Cardiology, Duke Clinical Research Institute

高用量を投与すべき，投与方法は問題ではない

ループ利尿薬は，容量負荷を認める急性心不全治療で中心的役割を果たす薬剤として長らく用いられてきましたが，その至適用量や投与法は確立していませんでした。これまで，ループ利尿薬の高用量投与が腎機能などに悪影響を与える可能性が指摘され，過去10年間にわたり多くの論文で論じられてきました。高用量は避け，低用量にすべきという意見がますます増えています。また，急性心不全患者においては一般的に間欠的ボーラス投与が行われますが，最近では持続静注のほうが好ましいとするデータもあります。

われわれが実施したDOSE試験は，ループ利尿薬の用量（低用量 vs 高用量），投与方法（持続静注 vs ボーラス投与）を，2×2ファクトリアルデザインで検討したランダム化比較試験です。エンドポイントとして，有用性（72時間後までの患者評価による症状），安全性（72時間後までの血清クレアチニン変化）を評価しました。

その結果，持続静注とボーラス投与とでは有用性と安全性に差はみられず，大方の予想に反する結果となりました。用量の検討では，高用量のほうが72時間後までの症状が改善する傾向にありました（$P = 0.06$）。72時間後までの血清クレアチニンについては両群にほとんど差は見られませんでしたが，高用量群ではクレアチニン値の低下が一過性であるという特徴があり，医療費は高用量群の方が少ないという結果でした。高用量群の腎機能低下はごく一過性のものであり，退院時には消散していたのです。これは非常に重要な結果です。私はこれらの結果を踏まえ，臨床でもループ利尿薬は高用量で用いるようにしています。

DOSE試験から得られた結論は，投与方法はまったく重要ではないこと，そして，一時的な腎機能低下のリスクを伴うとしても高用量を用いたほうがよいということです。これはうっ血が解除されないリスクを負う低用量投与よりも，ずっとよい治療戦略だといえます。

■ CQ 7 企画：佐藤幸人（兵庫県立尼崎病院循環器内科）
■ 協力：名郷直樹（武蔵国分寺公園クリニック）

CQ 8 心不全に伴う貧血を治療すべきか？

臨床現場で生じた疑問

心不全に伴う貧血を治療すべきか？

心不全患者に対する薬物治療の大規模臨床試験の成果により，標準的な治療戦略についてはほぼ確立されてきた。一方，わが国においてもいくつかの登録研究が行われ，医療現場の心不全診療の問題点も浮き彫りになってきた。その一つが貧血である。

貧血は心不全患者の多くにみられ，その成因も一様ではない。過去に行われた臨床研究の成果では，貧血の存在は生命予後不良と関連することは繰り返し確認されている。また，貧血は慢性腎臓病と密に関連し，両者が混在することも多い。

心不全患者における貧血の改善策として，鉄剤の投与と赤血球造血刺激因子製剤（エリスロポエチン製剤）の投与が試みられている。今までにいくつかの小規模な臨床試験が行われているが，一貫性のある報告はなく，不要な貧血の改善は血栓症惹起の一因となるとの報告もある。また，従来使われてきた標準的心不全治療薬が貧血に及ぼす影響についても見直すことが必要になってきた。心不全患者における貧血をどう治療すべきだろうか。

（企画：吉川　勉）

疑問を定式化し情報を収集してみる

先生 今回は，心不全に貧血が合併している患者での治療戦略についてですね。今回は疑問の比較対照から考えてみましょう。

編集 貧血治療ありとなしの比較ということではないのでしょうか。

先生 そのとおりですが，現状，多くの心不全患者での貧血の改善策として，鉄剤と赤血球造血刺激因子製剤（ESA）の投与が試みられています。それぞれを分けて考えていきましょう。今回の疑問を定式化すると，右の **PECO** のようになります。

PECO 1（疑問の定式化）
- P：貧血を呈する心不全患者
- E：鉄剤
- C：プラセボ
- O：死亡，心不全による入院

PECO 2（疑問の定式化）
- P：貧血を呈する心不全患者
- E：赤血球造血刺激因子製剤
- C：プラセボ
- O：死亡，心不全による入院

PECO

Patient（どんな患者に），Exposure（なにをすると），Comparison（なにに比べて），Outcome（どうなるか）の略語。PECOを用いて臨床現場で生じた疑問を明確にすることで，文献検索の際の適切なキーワードを選定することが容易になる

■ PubMedで文献を検索する

先生 では今回も検索ワードを考えていきましょう。

編集 anemia, heart failure, (death OR mortality) でいかがでしょうか。

先生 そうですね。やってみましょう。

編集 『Clinical Queries』のSystematic Reviewsで，ESAについて検討したメタ解析がたくさん検索されました（**検索1**）。PECO 2に合致する2011年と2010年の文献（**Evidence 1, 2**）があります。

先生 PECO 1に合致する文献が見当たりませんね。(death OR mortality) を外し，かわりにironを追加してみましょうか（**検索2**）。

編集 6件検索されましたがメタ解析は1件ですね。2011年発表と新しいですし鉄剤の有効性と安全性を検討していますが，対象が慢性腎臓病患者や透析患者などで今回のPECO 1とは合致しなさそうですね。

先生 ちょっと待って下さい。解析対象に一つだけ心不全患者を対象にしている2009年のRCTがあります。一次エンドポイントはNYHA心機能分類などをみているようですが，これは参考になるかもしれません（**Evidence 3**）。ほかにもPECO 1に合致するRCTがあるかもしれませんね。Clinical Study Categoriesをみてみましょう。

編集 『Scope』を"Narrow"にすると，30件が検索されました。

先生 Limits機能でRandomized Controlled Trial, Englishに絞りこんでみましょうか。

編集 25件が検索されました（**検索3**）。

先生 先ほどの2009年のRCTも含まれていますね。ほかにも心不全患者を対象とした試験はありますが，50例以下の例数が少ないものばかりのようです。

（検索：2011年11月，なお2012年5月現在Limitsはfiltersに名称が変更された）

エビデンス解説（p.52-54に文献概要あり）

Evidence 1, 2はともにESA投与による検討だが，2010年発表のEvidence 2では差がないのに対し，2011年発表のEvidence 1では投与によりアウトカムの改善がみられている。対象となった試験をみてみると，CKD合併糖尿病患者4000例以上を対象とした大規模試験，TREAT試験（*N Engl J Med.* 2009; 361: 2019-32.）がEvidence 1では含まれていない。Evidence 1の背景を読むと，CKD患者に対するESA投与について検討したメタ解析（*Lancet.* 2007; 369: 381-8.）で，投与により死亡率が増加したとある。Evidence 1でTREAT試験が解析対象とされなかったのは，おそらくそのためであろう。一方Evidence 2では，TREAT試験対象者4038例のうち，ベースラインで心不全既往が認められた1347例を含めたメタ解析が実施された。

（名郷直樹）

検索1: systematic[sb] AND (heart failure anemia (death OR mortality OR deaths))

検索2: systematic[sb] AND (heart failure anemia iron)

検索3: (Therapy/Narrow [filter]) AND (heart failure anemia iron) Limits: Randomized Controlled Trial, English

Evidence 1: Kotecha Dらのメタ解析（*Am Heart J.* 2011; 161: 822-31.e2.）[PMID : 21570510]

Evidence 2: Desai Aらのメタ解析（*Eur J Heart Fail.* 2010; 12: 936-42.）[PMID : 20525985]

Evidence 3: FAIR-HF試験（*N Engl J Med.* 2009; 361: 2436-48.）[PMID : 19920054]

📖 Clinical Queries
PubMedの検索機能の一つ。キーワードを入力し簡単なフィルターを選択すると自動的に検索式が生成され，ある程度絞り込まれた検索結果が表示される。検索フィルターにはSystematic ReviewsやClinical Study Categoriesなどがある

📖 研究デザインと信頼性
ランダム化比較試験（RCT）は，単独の臨床試験ではもっともエビデンスレベルが高い。RCTの結果を統合したメタ解析の質もRCTと同様に扱われる。一方，観察研究（コホート研究）はRCTやそのメタ解析に比べるとエビデンスレベルは劣る

参考になりそうな文献はみつかった → 臨床現場では実際にどうすべきか → 専門家の考え（CORE）を読んでみる

CQ 8　心不全に伴う貧血を治療すべきか？

CORE
Current Opinion & REview

赤血球造血刺激因子製剤や鉄剤により，
心不全患者の症状改善が期待されるが，
予後改善に対する有用性は証明されておらず，
これら薬剤による過度の貧血改善は避けて
貧血治療を実施すべきである。

（回答：内藤由朗，増山　理）

●はじめに

貧血は心不全患者に高率に合併し，その合併率は心不全の重症度に比例して上昇する。貧血の合併は死亡率と関連し，貧血は心不全患者の独立した予後規定因子とされる。したがって，心不全における貧血の病態を認識し治療することは，心不全患者の予後改善につながると期待される。しかし心不全患者における貧血の病態には，体液貯留，慢性腎臓病合併によるエリスロポエチン生成の低下など，さまざまな因子が関与しており，有効な治療戦略は確立されていない。

一方，過去10年間に心不全患者における貧血治療に関して多くの臨床研究が行われてきたが，そのほとんどは治療薬として赤血球造血刺激因子製剤（erythropoiesis stimulating agent: ESA）や鉄剤が用いられている。ESAに関しては2005年以前の少数例での検討で，心不全患者のNYHA心機能分類，運動耐容能改善効果が報告されてきた。しかし2006年慢性腎臓病（CKD）患者に対するESA治療を検討したCREATE試験[1]，CHOIR試験[2]において，目標ヘモグロビン値を高値（CREATE試験：13.0-15.0 g/dL，CHOIR試験：13.5 g/dL）に設定した場合，心血管リスクが改善しない（CREATE試験），もしくは増加する（CHOIR試験）ことが示され，心不全患者に対するESA治療の安全性についても物議を醸すこととなった。

Evidence ● 1

PATIENT 貧血を呈するCHF患者794例	**OUTCOME**	試験数(n)	OR (95%CI)	**DESIGN**　RCT 11試験のメタ解析 出版バイアス：funnel plotの非対称性なし
	CHFによる入院	9試験(734)	0.56 (0.37-0.84)	評価者バイアス：3名で独立して評価。相違は議論により解決
EXPOSURE ESA	全死亡	10試験(764)	0.58 (0.34-0.99)	元論文バイアス：コクランのrisk of biasツールで評価
COMPARISON プラセボまたは無治療				異質性バイアス：CHFによる入院，全死亡について異質性は認められず

CHF：うっ血性心不全，ESA：赤血球造血刺激因子製剤，OR：オッズ比，95%CI：95%信頼区間

Kotecha D, et al. Erythropoietin as a treatment of anemia in heart failure: systematic review of randomized trials. *Am Heart J*. 2011; 161: 822-31.e2. [PMID：21570510]

出版バイアス：ネガティブデータは出版されにくいため，治療効果が過大に見積もられやすいというバイアス　**評価者バイアス**：評価者によってデータが恣意的に選ばれることによるバイアス　**元論文バイアス**：メタ解析の対象となった論文の質が低いことにより生じるバイアス　**異質性バイアス**：個々の試験の研究デザインや結果のばらつきにより生じるバイアス

● メタ解析からみた ESA の効果

今回,「心不全に伴う貧血を治療すべきか？」という疑問を PECO に則って定式化し検索した結果, エビデンスレベルが高いと考えられる 3 文献が抽出された。**Evidence 1** は, ランダム化比較試験 (RCT) 11 試験から 794 例を[3], **Evidence 2** は, RCT 9 試験から 2039 例を対象とした[4], 心不全患者に対する ESA の効果を検討したメタ解析である。Evidence 1 では, ESA による NYHA 心機能分類, 運動耐容能, 左室駆出率, 心不全による入院, 全死亡の改善が示されている。しかし先に述べた CKD 患者を対象とした CREATE, CHOIR 試験の結果や, 2009 年に発表された TREAT 試験 (ESA による糖尿病性腎症に対する早期介入の検討)[5] においても, ESA 治療にて脳卒中の増加が観察されたことから, 心不全患者においても ESA による心血管イベント増加が懸念される。Evidence 2 では, この TREAT 試験対象者のうち, 心不全既往が認められた 1347 例の結果も含めてメタ解析にて検討している。そして, 心不全患者に対して ESA は「全死亡や心不全の悪化」に影響を与えないと報告している。しかし, どこまで貧血を改善すべきなのか？, ヘモグロビン値正常化を目指した貧血治療が心不全患者の予後を改善するのか？ については証明されていない。

これらの結果を総合すると, 心不全患者に対する ESA の効果は, 症状改善の観点では有望であるが, 目標ヘモグロビン値や予後改善効果についてはまだ結論がでていない, ということになる。

● 鉄補充療法は有用か？

心不全患者における貧血は, 血中鉄濃度が低下しているものの, 正球性正色素性貧血の割合が多い。また, 進行した末期心不全患者における貧血の種類別検討では, 鉄欠乏性貧血が最も多い。最近, 貧血は呈さないが鉄欠乏を認める心不全患者が存在することも報告さ

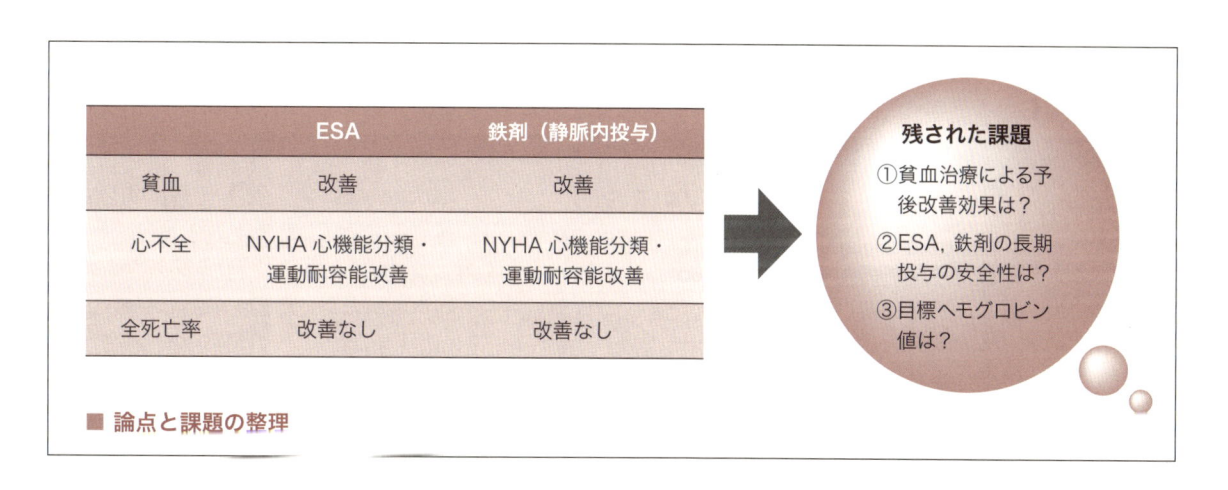

	ESA	鉄剤（静脈内投与）
貧血	改善	改善
心不全	NYHA 心機能分類・運動耐容能改善	NYHA 心機能分類・運動耐容能改善
全死亡率	改善なし	改善なし

残された課題
①貧血治療による予後改善効果は？
②ESA, 鉄剤の長期投与の安全性は？
③目標ヘモグロビン値は？

■ 論点と課題の整理

Evidence ● 2

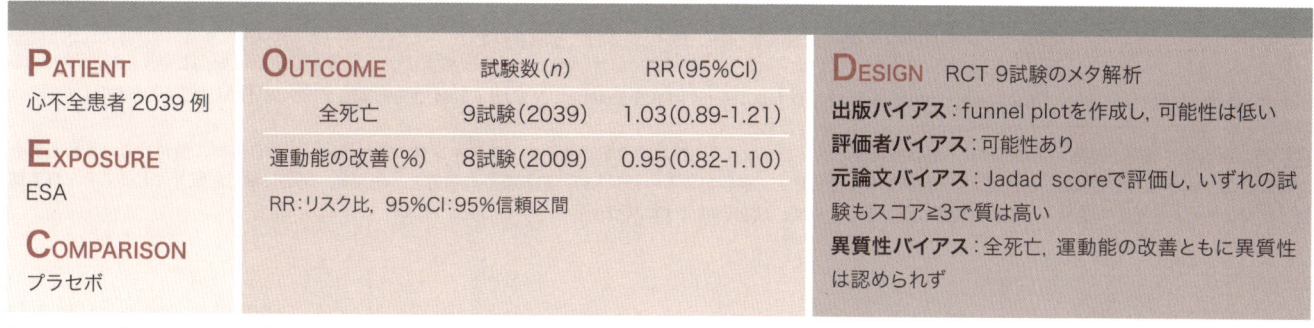

PATIENT 心不全患者 2039 例	OUTCOME	試験数(n)	RR(95%CI)	DESIGN RCT 9 試験のメタ解析
EXPOSURE ESA	全死亡	9 試験 (2039)	1.03 (0.89-1.21)	出版バイアス: funnel plot を作成し, 可能性は低い
COMPARISON プラセボ	運動能の改善 (%)	8 試験 (2009)	0.95 (0.82-1.10)	評価者バイアス: 可能性あり
	RR:リスク比, 95%CI:95%信頼区間			元論文バイアス: Jadad score で評価し, いずれの試験もスコア≧3 で質は高い
				異質性バイアス: 全死亡, 運動能の改善ともに異質性は認められず

Desai A, et al. Impact of erythropoiesis-stimulating agents on morbidity and mortality in patients with heart failure: an updated, post-TREAT meta-analysis. *Eur J Heart Fail*. 2010; 12: 936-42. [PMID：20525985]

CQ 8　心不全に伴う貧血を治療すべきか？

れている。そこで，貧血を伴う心不全患者に対する鉄剤の有用性と安全性を検討した臨床研究が行われている。少数例であるが，心不全患者に対する鉄剤の静脈内投与について検討するRCTがこれまでに3件行われ，NYHA心機能分類・運動耐容能の改善が示されている。**Evidence 3**では貧血を伴わない心不全患者でも同様の効果が報告されている[6]。しかし，いずれも観察期間は6ヵ月以内で，長期間の有効性や安全性，また予後改善効果についてもまだ結論はでていない。

これら薬剤による貧血改善が，心不全患者の予後改善に寄与するかどうかということこそ，今後回答が期待される重要な課題である。

●まとめ

心不全に伴う貧血に対して，ESAや鉄剤投与により心不全患者の症状改善が報告されている。しかし，予後改善効果については証明されておらず，現在進行中の大規模RCT（3400例）であるRED-HFの結果を参考に，これらの治療について再検討する必要がある。

■回答：内藤由朗（兵庫医科大学内科学循環器内科）
　　　　増山　理（兵庫医科大学内科学循環器内科）

筆頭著者プロフィール ● 1997年兵庫医科大学医学部医学科卒業。2004年兵庫医科大学大学院医学研究科博士課程修了後，同年米国ボストン大学医学部ウィタッカー心臓血管研究所，05年ハーバード大学医学部ブリガムアンドウィメンズ病院循環器内科へポスドクフェローとして勤務。07年兵庫医科大学内科学循環器内科助教，11年より同講師。心腎貧血連関のメカニズム解明をおもな研究テーマとし，分子レベルから動物モデル，臨床までを対象とした幅広い研究を行っている。

参考文献

1) Drüeke TB, et al. *N Engl J Med*. 2006; 355: 2071-84. [PMID：17108342]
2) Singh AK, et al. *N Engl J Med*. 2006; 355: 2085-98. [PMID：17108343]
3) Kotecha D, et al. *Am Heart J*. 2011; 161: 822-31.e2. [PMID：21570510]
4) Desai A, et al. *Eur J Heart Fail*. 2010; 12: 936-42. [PMID：20525985]
5) Pfeffer MA, et al. *N Engl J Med*. 2009; 361: 2019-32. [PMID：19880844]
6) Anker SD, et al. *N Engl J Med*. 2009; 361: 2436-48. [PMID：19920054]

Evidence ● 3

PATIENT	OUTCOME			DESIGN RCT
ヘモグロビン値9.5-13.5g/dLで鉄欠乏症を有する慢性心不全患者459例		改善した割合	OR(95%CI)	ランダム化：あり
	24週後の症状の自己評価（PGAスコア）	中等度〜大幅な改善：静注鉄剤50% vs プラセボ28%	良い評価のOR 2.51(1.75-3.61)	マスキング：二重盲検（試験薬の調整，投与者は，いかなる評価にも関与しなかった。解析はスポンサーとは独立して実施し，さらに同じ解析を別の機関でも行った）
	NYHA心機能分類	I, IIの割合[ベースライン値で補正]：静注鉄剤47% vs プラセボ30%	クラス1改善のOR 2.40(1.55-3.71)	
EXPOSURE 静注鉄剤	安全性のエンドポイント	RR(95%CI)	26週間のNNT(95%CI)	コンシールメント：中央割付け
	全死亡	0.63(0.17-2.32)	104(27 to -58)	ITT解析：実施
COMPARISON プラセボ	最初の入院	0.74(0.41-1.33)	35(12 to -36)	
	全死亡＋全入院	0.80(0.46-1.37)	40(12 to -29)	

OR：オッズ比，95%CI：95%信頼区間，RR：リスク比，NNT：治療必要数

Anker SD, et al. Ferric carboxymaltose in patients with heart failure and iron deficiency. *N Engl J Med*. 2009; 361: 2436-48. [PMID：19920054]

ランダム化：背景を均等にするために，試験参加者をランダムに各介入群に振り分ける手順　**マスキング**：割付け後，どの介入群に割付けられているかを知ることができないようにすること　**コンシールメント**：割付け前，試験参加者の各介入群への割振りの順番を，研究者，医師に対し隠蔽しておくこと　**ITT解析**：割付けされた治療から逸脱した患者や脱落した患者も含めて，最初の割付けに基づき解析をすること

🔊 VOICE

Clyde W. Yancy
Magerstadt Professor of medicine, Chief of the Division of Cardiology,
Feinberg School of Medicine, Northwestern University

心不全治療に専念

心不全患者における貧血は，急性・慢性にかかわらず明らかなリスク因子です。しかし，貧血を治療すればリスクを低減できるかについては，いまのところ明らかではありません。

心不全患者の貧血に対する介入についての検討は，これまで数多く行われてきました。しかし，ESA，鉄剤のいずれも，予後を改善したという結果は得られていません。とくに経口鉄剤で鉄を補充することは非常に難しいことです。簡単には吸収されないからです。では，静注ならどうか？ 鉄静注は副作用の多いやっかいな治療法です。今では副作用をかなりコントロールできるようになりましたが，それでも予後を改善するか否かはわかっていません。

私は，貧血に関連する症状が見られない限り，心不全治療に専念するようにしています。貧血そのものへの介入は行いません。貧血は，心不全悪化の警告であり，心不全治療に問題があるという警告でもあります。

なお，慢性腎臓病におけるESAの使用は得策ではないことが示されています。治療の有用性を探求することも必要ですが，それ以上に有害性をしっかりと観察する必要があるでしょう。

🔊 VOICE

Mariell L. Jessup
Professor of Medicine, University of Pennsylvania;
Medical Director, Penn Heart and Vascular Center

鉄欠乏貧血ならば鉄補充療法を

重要な問題ですが，入念な検討は行われていません。現在，ESAについてのRED-HF試験が行われていますので，その結果が待たれます。それまでは，それぞれの患者で最善と思われる治療を個別に判断するしかありません。私は，鉄欠乏性貧血の患者には鉄補充療法が理にかなっていると思います。錠剤では十分な吸収が得られないため，静注やカルボキシマルトース鉄静注を考慮すべきでしょう。もし，患者のヘモグロビン値が7g/dL未満の場合は，失血の検査を含めヘモグロビン低値例に通常実施することをすべて行うべきだと思います。

■ CQ8企画：吉川　勉（榊原記念病院循環器内科）
■ 協力：名郷直樹（武蔵国分寺公園クリニック）

CQ 9　心房細動患者に対するカテーテルアブレーションの有効性は？

臨床現場で生じた疑問

心房細動患者に対するカテーテルアブレーションの有効性は？

1998年，Haïssaguerreらにより心房細動のトリガーとなる期外収縮の大半が肺静脈を起源とすることが報告されて以来（Haïssaguerre M, et al. *N Engl J Med*. 1998; 339: 659-66.），心房細動アブレーションの基本は肺静脈隔離術（PVI）であり，その有用性と手技に関し，多くの論文が発表されてきた。

2005年以降，再発性発作性心房細動を対象とし，PVIと抗不整脈薬のどちらが再発予防に有効かを検証するランダム化比較試験（RCT）が複数行われ，症例数は多くないものの，いずれの試験においてもカテーテルアブレーションが抗不整脈薬より再発予防に有用であったことが示された。さらに2011年，カテーテルアブレーションの有用性に関するRCTのメタ解析が相次いで報告された。それらの報告では抗不整脈薬との比較のみならず，発作性心房細動と持続性心房細動に対するアブレーション法として，complex fractionated atrial electrogram，いわゆるCFAEに対する追加的アブレーションが有効かどうかについても言及されている。

これらの知見から，われわれは心房細動にどのようにアプローチすればよいだろうか。とくに心房細動患者に対するカテーテルアブレーションの有効性についてはどう考えるべきだろうか。

（企画：奥村　謙）

疑問を定式化し情報を収集してみる

先生　今回は疑問の比較対照から考えてみましょう。

編集　カテーテルアブレーションと抗不整脈薬の比較でしょうか。

先生　それもありますが，最近は通常の肺静脈隔離術（PVI）に心房内複雑電位焼灼（CFAEアブレーション）を併用した場合と，PVI単独で実施した場合の効果の違いもトピックとなっています。

編集　今回は2つのPECOで疑問を明確化する必要があるのですね。アウトカムとしては，洞調律維持のほか，「真のアウトカム」である脳卒中や死亡も含めることになりますか。

先生　そうですね。「真のアウトカム」を検討したエビデンスがあるかどうかはわかりませんが，探してみることにしましょう。今回の疑問を定式化すると，右の **PECO** のようになります。

PECO 1（疑問の定式化）
P：心房細動患者
E：カテーテルアブレーション
C：抗不整脈薬
O：洞調律維持，脳卒中，死亡

PECO 2（疑問の定式化）
P：心房細動患者
E：PVI + CFAEアブレーション
C：PVI
O：洞調律維持，脳卒中，死亡

PECO
Patient（どんな患者に），Exposure（なにをすると），Comparison（なにに比べて），Outcome（どうなるか）の略語。PECOを用いて臨床現場で生じた疑問を明確にすることで，文献検索の際の適切なキーワードを選定することが容易になる

■ PubMedで文献を検索する

先生 では，今回も『Clinical Queries』を使いましょう。

編集 検索ワードは atrial fibrillation, ablation, (death OR mortality) でいかがでしょうか。

先生 そうですね。まず Systematic Reviews からみていきましょう。

編集 ヒットした37件のうち（**検索1**），PECO 1 に合致する2009年のメタ解析が1件みつかりました。

先生 この2009年のメタ解析では，8件のRCT（930例）のデータが用いられていますが，死亡例はたった7例です。死亡についてはあまり参考にならないかもしれませんね。検索語から (death OR mortality) を抜いてみましょうか。

編集 118件に一気に増えました（**検索2**）。

先生 新しいものから順にみていきましょう。

編集 PECO 1 については AF のタイプ別に解析したメタ解析が1件（**Evidence 1**），CFAE アブレーションと抗不整脈薬を比較したメタ解析が1件あります（**Evidence 2**）。

先生 どちらも良さそうですね。PECO 2 についても探しましょう。

編集 2011年だけで3件のメタ解析が発表されています。AF のタイプ別に解析しているのは2件です（**Evidence 3, 4**）。

先生 その2件が参考になりそうですね。

（検索：2011年11月）

エビデンス解説（p.59-61に文献概要あり）

アブレーションの有効性が示されているが，Evidence 2 の生存率以外は代用のアウトカムで，限定的なエビデンスしかないというのが一般的な解釈だろう。また，CFAE アブレーションの追加を正当化するエビデンスはいまのところ存在しないようである。

（名郷直樹）

検索1：systematic[sb] AND (Atrial Fibrillation Ablation AND (death OR mortality))

検索2：systematic[sb] AND (Atrial Fibrillation Ablation)

Evidence 1：Parkash R らのメタ解析 (*J Cardiovasc Electrophysiol*. 2011; 22: 729-38.) [PMID：21332861]

Evidence 2：Bonanno C らのメタ解析 (*J Cardiovasc Med* (Hagerstown). 2010; 11: 408-18.) [PMID：19834326]

Evidence 3：Li WJ らのメタ解析 (*Circ Arrhythm Electrophysiol*. 2011; 4: 143-8.) [PMID：21303900]

Evidence 4：Hayward RM らのメタ解析 (*Heart Rhythm*. 2011; 8: 994-1000.) [PMID：21397045]

📖 Clinical Queries

PubMed の検索機能の一つ。キーワードを入力し簡単なフィルターを選択すると自動的に検索式が生成され，ある程度絞り込まれた検索結果が表示される。検索フィルターには Systematic Reviews や Clinical Study Categories などがある

📖 研究デザインと信頼性

ランダム化比較試験（RCT）は，単独の臨床試験ではもっともエビデンスレベルが高い。RCT の結果を統合したメタ解析の質も RCT と同様に扱われる。一方，観察研究（コホート研究）は RCT やそのメタ解析に比べるとエビデンスレベルは劣る

参考になりそうな文献はみつかった ▶ 臨床現場では実際にどうすべきか ▶ 専門家の考え（CORE）を読んでみる

CQ 9　心房細動患者に対するカテーテルアブレーションの有効性は？

CORE
Current Opinion
& REview

心房細動の進行度に関わらず
カテーテルアブレーションの洞調律維持効果は，
抗不整脈薬よりも優れている。
術式としては発作性および持続性心房細動ともに
肺静脈隔離術（PVI）が基本となり，付加的に施行する
心房内複雑電位焼灼（CFAEアブレーション）は
非発作性心房細動においてのみ追加効果が期待できる。

（回答：山根禎一）

● 心房細動のリズムコントロールとは？

心房細動に対するカテーテルアブレーション治療が開始されて10年以上が経過した。心房細動の治療法では薬物によるリズムコントロールやレートコントロールが先行していたが，ようやく非薬物的に根治を目指すことが可能となった。しかし治療成績において，カテーテルアブレーション治療が薬物治療よりも優れているか否かに関する検討はいまだ十分ではない。

さらに，カテーテルアブレーションの術式に関する議論はいまだに続いている。肺静脈が心房細動の発症の引き金および状態の維持に深く関わっていること，そして肺静脈隔離術（PVI）が進行度に関わらずすべてのタイプの心房細動の治療の基本であることは，ほぼ確立したコンセンサスとなっている。発作性心房細動は，肺静脈起源の期外収縮が引き金となって生じることが多く，PVIのみで根治が可能である。一方で，より進行した心房細動（持続性および慢性）においては，心房内心筋の変性が心房細動の維持に大きく関わっており，PVIに加えて心房内の焼灼が必要となる。現在治療法として提唱されている方法は，心房内複雑電位焼灼（CFAEアブレーション），心房内線状焼灼，自律神経端末焼灼（GPアブレーション）の3種であるが，その優劣および症例ごとの適応については十分に検討されていない。また，PVIに加えて心房内焼灼を施行することが発作性心房細動の治療成績を向上させるか否かに関しても定説はない。

本稿では上記2点に関してメタ解析結果を検討する。

● メタ解析結果：カテーテルアブレーションと薬物投与の洞調律維持効果の比較

心房細動に対するカテーテルアブレーションと抗不整脈薬の効果を比較検討したメタ解析として，2文献が抽出された。**Evidence 1** では一次エンドポイントは初回アブレーション1年後の洞調律維持（薬剤内服も可），二次エンドポイントは複数回アブレーション1年後の洞調律維持（薬剤内服も可）としている。結果，発作性心房細動患者（6試験396例）および持続性心房細動患者（5試験258例）ともにアブレーション群において，有意差をもって高い洞調律維持効果が得られた［発作性：リスク比（RR）2.26，95％信頼区間（95％CI）1.74-2.94，持続性：RR 3.29，95％CI 1.29-8.41］[1]。

Evidence 2 においては，初回アブレーション後の頻脈性心房性不整脈の再発，および合併症の発症をエンドポイントとして8件のランダム化比較試験（RCT），全844例において解析を行った。結果としてアブレーション群の23.2％，薬剤群の76.6％で再発が生じており，アブレーションは心房性不整脈の再発を71％減少させた（RR 0.29，95％CI 0.20-0.41，$P < 0.00001$）[2]。一

方で合併症の発症に関しては，アブレーション群と薬剤群の間に有意差はなかった（RR 0.72，95％CI 0.40-1.30）。

以上の結果から，心房細動のタイプに関わらずカテーテルアブレーションは薬物治療と比較して有意に高い洞調律維持率が得られるが，合併症の発症に関する比較では両者に差がないことが判明した。

●治療方法：CFAEアブレーションはどのようなタイプの心房細動でも有効か？

PVIに加えてCFAEアブレーションを施行することが，治療効果を向上させるか否かの検討は三つのメタ解析で行われていた。Evidence 1では4試験の結果をまとめ，付加的CFAEアブレーションが持続性心房細動の洞調律維持率を有意に向上させることを示したが（RR 0.53，95％CI 0.30-0.93），発作性心房細動においては有

おもなメタ解析の結果

薬剤 vs カテーテルアブレーション	発作性心房細動 vs 非発作性心房細動
洞調律維持率 カテーテルアブレーションは薬剤投与に比べ有意に高い	**洞調律維持率** 肺静脈隔離術に加え，CAFEアブレーション施行 →発作性心房細動では有意な差はなし →非発作性心房細動では有意に向上
合併症発症率 有意な差はなし	

残された課題：心房内焼灼（CFAEアブレーション，心房内線状焼灼，GPアブレーション）の優劣は？

■ 論点と課題の整理

Evidence ● 1

PATIENT
発作性または持続性AF患者 4128例

EXPOSURE 1
カテーテルアブレーション

COMPARISON 1
抗不整脈薬

EXPOSURE 2
PVI

COMPARISON 2
PVI + CFE

OUTCOME

	カテーテルアブレーション vs 抗不整脈薬 RR（95％CI）			PVI vs PVI+CFE RR（95％CI）		
	全体 （8試験654例）	発作性AF （6試験396例）	持続性AF （5試験258例）	全体 （4試験445例）	発作性AF （2試験167例）	持続性AF （3試験278例）
初回アブレーション1年後の洞調律維持	—	2.26 （1.74-2.94）	3.29 （1.29-8.41）	0.55 （0.34-0.87）	0.59 （0.26-1.33）	0.53 （0.30-0.93）

■ おもな重度合併症の発生率（35試験4128例）：心タンポナーデ 0.19％，心房食道瘻 0.03％，脳卒中・一過性脳虚血発作 0.27％，死亡 0.07％

DESIGN RCT 35試験のメタ解析

出版バイアス：記載なし
評価者バイアス：2名が独立して評価。相違は別の評価者が解決
元論文バイアス：コクランのrisk of biasツールで評価。可能性あり
異質性バイアス：forest plotで評価。異質性が認められたのは，持続性AF患者におけるカテーテルアブレーションと抗不整脈薬の比較

AF：心房細動，PVI：肺静脈隔離術，CFE：complex fractionated electrogram，RR：リスク比，95％CI：95％信頼区間

Parkash R, et al. Approach to the catheter ablation technique of paroxysmal and persistent atrial fibrillation: a meta-analysis of the randomized controlled trials. *J Cardiovasc Electrophysiol*. 2011; 22: 729-38. [PMID：21332861]

出版バイアス：ネガティブデータは出版されにくいため，治療効果が過大に見積もられやすいというバイアス **評価者バイアス**：評価者によってデータが恣意的に選ばれることによるバイアス **元論文バイアス**：メタ解析の対象となった論文の質が低いことにより生じるバイアス **異質性バイアス**：個々の試験の研究デザインや結果のばらつきにより生じるバイアス

CQ 9　心房細動患者に対するカテーテルアブレーションの有効性は？

意な変化が認められなかった（RR 0.59, 95％CI 0.26-1.33）。同様に **Evidence 3**（7試験，622例，メタ解析）においても，CFAEアブレーションは非発作性心房細動においてのみ有意に洞調律維持率を向上させた（RR 1.35, 95％CI 1.04-1.75）[3]。また **Evidence 4**（8試験，760例，メタ解析）でも，非発作性心房細動では付加的CFAEアブレーションが洞調律維持率を向上させた（RR 1.32, $P＝0.02$）が，発作性心房細動では治療成績に有意差は得られなかった（RR 1.04, $P＝0.52$）[4]。

上記三つのメタ解析には，治療法の違い（肺静脈隔離法の相違など）やエンドポイントの相違などが多少あるもののほぼ同じ結果であり，非発作性心房細動のみでのCFAEアブレーションの有効性を示唆している。非発作性心房細動では心房細動を持続させる基質の果たす役割が大きく，そしてそれは心房内に広く播種しており，CFAE部位にも存在するといわれている。PVIだけでアブレーションを終了するよりも，心房細動持続基質が存在するとされているCFAE部位にも付加的焼灼を加えることが有効性を向上させるであろうことは，理論上も当然予想された結果といえる。

それではCFAEアブレーションを行うことが非発作性心房細動の治療において確立した方法なのかというと，話はそれほど単純ではない。前述したように心房細動内の焼灼として現在三つの方法が提唱されており（CFAEアブレーション，心房内線状焼灼，GPアブレーション），それらのなかでの優劣に関する検討はいまだほとんどなされていない。今回の検討は，あくまでも一つの方法として付加的CFAEアブレーションが有効であることが判明しただけであり，何が最も理想的な治療であるかについては，今後のさらなるRCTの研究結果を待たなければならない。

■回答：山根禎一（東京慈恵会医科大学循環器内科）

プロフィール ● 1986年浜松医科大学卒業。東京厚生年金病院内科を経て，91年より東京医科歯科大学大学院で基礎心臓電気生理学研究。95年より土浦協同病院循環器センターにてカテーテルアブレーション修行。99年よりフランス・ボルドー大学循環器病院留学。2001年より東京慈恵会医科大学循環器内科講師。06年より同准教授。不整脈に対するカテーテルアブレーション治療と臨床心臓電気生理学，とくに心房細動の機序解明と治療法の開発を専門としている。

参考文献
1) Parkash R, et al. *J Cardiovasc Electrophysiol*. 2011; 22: 729-38. [PMID：21332861]
2) Bonanno C, et al. *J Cardiovasc Med* (Hagerstown). 2010; 11: 408-18. [PMID：19834326]
3) Li WJ, et al. *Circ Arrhythm Electrophysiol*. 2011; 4: 143-8. [PMID：21303900]
4) Hayward RM, et al. *Heart Rhythm*. 2011; 8: 994-1000. [PMID：21397045]

Evidence ● 2

Patient AF患者（症候性発作性AF66%，持続性・長期持続性AF34%）844例	**Design** RCT 8試験のメタ解析
Exposure カテーテルアブレーション	出版バイアス：可能性あり
Comparison 抗不整脈薬	評価者バイアス：2名が独立して評価。相違は別の評価者が解決。評価者は著者名，実施施設，収載誌名に対して非盲検

Outcome	結果
頻脈性心房性不整脈の再発（8試験844例）	RR 0.29（0.20-0.41）*
頻脈性心房性不整脈再発のない1年後の生存率（±SE）（6試験610例）	カテーテルアブレーション 78.0±2.4% 抗不整脈薬 25.0±2.5%
インターベンションによる合併症・有害事象（8試験844例）	RR 0.72（0.40-1.30）*

*変量効果モデルによる結果　括弧内は95%信頼区間を示す

元論文バイアス：コクランのアプローチを用い，コンシールメントのない試験は除外。Jadad score≧3の試験を組み入れた

異質性バイアス：異質性が認められたのは，心房性頻脈性不整脈の再発，インターベンションによる合併症・有害事象

AF：心房細動，　RR：リスク比，　SE：標準誤差

Bonanno C, et al. Efficacy and safety of catheter ablation versus antiarrhythmic drugs for atrial fibrillation: a meta-analysis of randomized trials. *J Cardiovasc Med (Hagerstown)*. 2010; 11: 408-18. [PMID：19834326]

Evidence ● 3

PATIENT	OUTCOME		RR (95%CI)		DESIGN
AF 患者 662 例		全体 (7試験662例)	発作性AF (5試験360例)	非発作性AF (3試験232例)	RCT 4試験および非RCT 3試験のメタ解析 **出版バイアス**：Funnel plotを作成しバイアスは認められず
EXPOSURE PVI + CFAE アブレーション	抗不整脈薬非投与の洞調律維持	1.17 (1.03-1.33)	1.04 (0.92-1.18)	1.35 (1.04-1.75)	**評価者バイアス**：2名で独立して評価。相違は議論により解決 **元論文バイアス**：記載なし
COMPARISON PVI					**異質性バイアス**：異質性は認められず

AF：心房細動，PVI：肺静脈隔離術，CFAE：心房内複雑電位，RR：リスク比，95%CI：95%信頼区間

Li WJ, et al. Additional ablation of complex fractionated atrial electrograms after pulmonary vein isolation in patients with atrial fibrillation: a meta-analysis. *Circ Arrhythm Electrophysiol*. 2011; 4: 143-8. [PMID：21303900]

Evidence ● 4

PATIENT	OUTCOME		RR (95%CI)		DESIGN
AF患者760例（発作性AF：372例, 非発作性AF：388例）		全体 (8試験760例)	発作性AF (4試験330例)	非発作性AF (5試験360例)	RCT 5件と非RCT 3件（うち2件は歴史的対象を用いた試験）のメタ解析 **出版バイアス**：記載なし
EXPOSURE PVI＋CFAE アブレーション	心房性不整脈発症なし	1.15 (1.02-1.31)	1.04 (0.93-1.16)	1.32 (1.05-1.65)	**評価者バイアス**：記載なし **元論文バイアス**：記載なし
COMPARISON PVI	■ そのほかの結果（621例） 心タンポナーデ発生率は，PVI+CFAEアブレーション 1.0%（3/313）vs PVI 0.6%（2/308）。血栓塞栓合併症は両群ともに認められず，死亡の報告もなし				**異質性バイアス**：結果を視覚的にプロットし，異質性は認められず

AF：心房細動，PVI：肺静脈隔離術，CFAE：心房内複雑電位，RR：リスク比，95%CI：95%信頼区間

Hayward RM, et al. Pulmonary vein isolation with complex fractionated atrial electrogram ablation for paroxysmal and nonparoxysmal atrial fibrillation: A meta-analysis. *Heart Rhythm*. 2011; 8: 994-1000. [PMID：21397045]

CQ 9　心房細動患者に対するカテーテルアブレーションの有効性は？

🔊 VOICE

Hugh Calkins
Professor of Medicine, Nicholas J. Fortuin, M.D. Professor of Cardiology,
Johns Hopkins University School of Medicine

一次治療としても考慮できるが… CFAEアブレーションの価値は限定的

カテーテルアブレーションで重要なのは，患者の状況をつぶさにみてその適応を見極めることです。その適応の基本は，①症候性であること，②発作性であること，③薬剤抵抗性であること，④患者が希望していることの4点です。

　基本に従えば，カテーテルアブレーションは，薬物療法実施後に考慮される二次治療であるわけですが，症状がきわめて強く患者が強く望む場合は，一次治療としてカテーテルアブレーションを実施することも考慮します。Heart Rhythm Society (HRS), European Heart Rhythm Association (EHRA), European Cardiac Arrhythmia Society (ECAS) の2012年合意声明（編集部注：Calkins氏が委員長を務める）でも，カテーテルアブレーションが一次治療としても妥当であることを明記しました。しかし，私はほとんどの患者でまずは薬物療法を実施します。薬物療法を断固として拒否する患者にはカテーテルアブレーションを一次治療として実施しますが，その比率は1割に満たない程度です。

　カテーテルアブレーションにも，近年さまざまな手法が開発されてきました。しかし，基本は肺静脈隔離術 (PVI) です。さらに広域なアブレーション処置の有用性は現時点ではまだ明らかになっていません。個人的には，CFAEアブレーション追加の価値は限られたものだと考えています。長時間持続性の心房細動患者では，CFAEアブレーションが必要かもしれません。しかしその場合でも専門家の意見は分かれており，半数の医師はCFAEアブレーション追加の意義を認めていません。私の経験では，PVIが不成功に終わった症例の2度目，3度目のアブレーションとしてCFAEアブレーションを実施しましたが，CFAEアブレーションの扱いは今後の検討事項だと思います。

🔊 VOICE

Walid Salida
Department of Cardiovascular Medicine, Cleveland Clinic

治療は抗不整脈薬を優先，CFAE導入よりPVIの腕を磨くべき

心房細動に対するカテーテルアブレーションのよい適応は，現在，症候性で1剤以上の抗不整脈薬に抵抗性の症例とされています。「抵抗性」とは，不整脈薬による有用性がみられない，もしくは忍容性がない場合や副作用が出現したような患者があてはまります。抗不整脈薬は副作用を伴う場合が多く，また，重症心不全や腎障害を有する患者には投与できないこともあります。また抗不整脈薬は，長期投与によって多くの副作用が現れる可能性があるため，比較的若年の患者においてはその投与は適切ではありません。

　それ以外にも，抗不整脈薬による治療を望まない患者に対しては，最初からカテーテルアブレーションを選択することが考えられますが，実際には，カテーテルアブレーション施行までの待機期間がありますから，その間に患者は少なくとも抗不整脈薬1剤を服用することになります。その結果，好ましい効果が見られた場合は，カテーテルアブレーションを延期することを患者に提案するべきだと思います。反対に，待機期間に投与した抗不整脈薬が有効でなければ，カテーテルアブレーションの施行を前倒しにすることも必要です。

　クリーブランドクリニックを受診する心房細動患者の多くは，すでに信頼性の高い情報源から多くの情報を得ており，その知識に基づいた質問事項を用意して来院されます。治療選択肢についても理解しており，多く情報の迷路から抜け出したいと望んでいます。われわれは，治療選択肢とそのリスク・ベネフィットを整理して説明し，患者が自身にとって最善の選択ができる手助けを行う必要があるのです。

　心房細動に対するカテーテルアブレーションの基本はPVIであり，これは専門家の間でのコンセンサスとなっています。しかし最近，PVIは不要と唱える人たちがいることも事実です。たとえば電気生理

学の専門家は，弁膜や左心耳，冠静脈洞内，左心房など，PVI以外の部位にアブレーションを実施することの是非を論じています。また，CFAEアブレーションについても研究が盛んに行われています。しかし，これらの有用性はいまだ証明されておらず，一般的には受け入れられていません。現在，クリーブランドクリニックではCFAEアブレーションについての臨床試験を実施しており，まもなく結果が報告される予定です。

一方で，カテーテルのタイプ，照射エネルギー，用いる画像システムなどについての研究も進んでいます。今後，さらなる技術的進歩が期待されますが，肝に銘じておくべきは，カテーテルアブレーションは術者の技量にきわめて依存する手法であることです。前向き研究の結果を読む際にも，どのような施設のどのような術者が参加したのかを念頭におく必要があると思います。

実際には，肺静脈小孔周辺の領域を焼灼しますが，発作性心房細動の場合，われわれは隔離領域が少なくなるように焼灼するようにしています。その際は食道温のモニタリングを実施し，食道まで焼灼しないように細心の注意を払っています。一方，持続性心房細動では，焼灼領域をルーフ側，セプタム側にほんの少し広めにとるようにします。

また，クリーブランドクリニックではきわめて積極的に抗凝固薬療法を実施しています。すでにダビガトランを服用している患者の場合は，施術前日に投与を中止し，施術後には再開し，3-4ヵ月間は継続します。その後CHADS$_2$スコアもしくはCHA$_2$DS$_2$-VAScスコアを評価し，スコア1以上の患者には抗凝固療法をさらに継続するようにしています。私はCHA$_2$DS$_2$-VAScスコアは非常に優れた評価方法だと考えています。CHA$_2$DS$_2$-VAScスコアを導入すると，多くの患者が抗凝固療法を受けることになりますが，これは歓迎すべきことです。複数の新規抗凝固薬が認可された現在，われわれには多くの良き選択肢があるからです。心房細動患者の脳卒中発症リスクは加齢とともに増加しますから，毎年CHA$_2$DS$_2$-VAScスコアを評価するべきだと思います。ただし，いつまで抗凝固療法を継続すべきかのエビデンスはありません。クリーブランドクリニックでは現在，抗凝固療法の中止のタイミングを検討した臨床試験を実施しています。

■ CQ 9 企画：奥村　謙（弘前大学大学院医学研究科循環呼吸腎臓内科）
■ 協力：名郷直樹（武蔵国分寺公園クリニック）

CQ 10 抗凝固療法適応のためのリスク評価はCHADS$_2$スコアかCHA$_2$DS$_2$-VAScスコアか？

臨床現場で生じた疑問

抗凝固療法適応のためのリスク評価はCHADS$_2$スコアかCHA$_2$DS$_2$-VAScスコアか？

　心房細動治療に関する最新のガイドラインは，いずれも最初の治療として心原性脳塞栓症予防のための抗凝固療法をあげている。その適用に際して現在多く使用されているのはCHADS$_2$スコアである。心不全，高血圧，75歳以上，糖尿病に各1点，脳梗塞または一過性脳虚血発作既往に2点を付与し，合計点数が0点は低リスク，1点は中等度リスク，2点以上は高リスクと評価する。わが国のガイドライン（日本循環器学会ほか. *Circ J*. 2008; 72 suppl IV : 1581-638.）は，2点以上では抗凝固療法を推奨（適応），1点では考慮可，0点では不要と記載している。

　CHADS$_2$スコアにはいくつかの問題点も指摘されている。たとえば心房細動患者の約半数が0点，1点に集中しているにも関わらず1点の場合の適応があいまいなこと，75歳以上のリスクはさらに大きいこと，冠動脈疾患や65歳以上の高齢者などが含まれていない，などがある。後者については，わが国のガイドラインにその他のリスクとして記載されているものの，その定量的評価は未だされていない。2010年の欧州心臓病学会のガイドライン（Camm AJ, et al. *Eur Heart J*. 2010; 31: 2369-429.）ではCHA$_2$DS$_2$-VAScスコアによるリスク評価が初めて記載された。これはCHADS$_2$スコアの不足分を補う評価法で，最近のデンマークのnationwide cohort studyで7万例を超える多数例においてその意義が検証された（Olesen JB, et al. *BMJ*. 2011; 342: d124.）。

　では，わが国では心房細動患者のリスク評価はどのように進めるべきであろうか。出血リスクが高いと考えられる患者への対応や，新規抗凝固薬の適応（ワルファリンとの違い）についてはどのように考えればよいだろうか。

（企画：奥村　謙）

疑問を定式化し情報を収集してみる

先生　今回は心房細動患者のリスク評価についての話題です。

編集　CHADS$_2$スコアとCHA$_2$DS$_2$-VAScスコアのどちらに基づいてリスクを評価したらよいのかということですね。

先生　今回はさらに，そのリスク評価をもとに個別の患者のリスク評価をして抗凝固薬投与の妥当性を知りたいわけです。妥当性を判断するアウトカムは何に設定すればよいでしょうか。

編集　死亡，脳卒中のほか，出血イベントも重要だと思います。

先生　そうですね。今回の疑問を定式化すると，右のPECOのようになります。

PECO（疑問の定式化）
- P：心房細動患者
- E：CHA$_2$DS$_2$-VAScスコア
- C：CHADS$_2$スコア
- O：抗凝固薬投与の妥当性（死亡，脳卒中，出血イベント）

PECO
Patient（どんな患者に），Exposure（なにをすると），Comparison（なにに比べて），Outcome（どうなるか）の略語。PECOを用いて臨床現場で生じた疑問を明確にすることで，文献検索の際の適切なキーワードを選定することが容易になる

■ PubMedで文献を検索する

先生 では，検索ワードを考えてみましょう。

編集 atrial fibrillationとCHA$_2$DS$_2$-VAScの2単語ではどうでしょうか。

先生 CHA$_2$DS$_2$-VAScは心房細動患者のリスク評価のためのスコアですから，CHA$_2$DS$_2$-VAScを入れるのであれば，atrial fibrillationは必要ないでしょう。CHA$_2$DS$_2$-VAScのようにハイフンや下付き文字などが含まれる場合は，工夫が必要です。半角スペースで区切って，ハイフンは入れるのをやめてみましょう。

編集 『Clinical Queries』からCHA 2 DS 2 VASCで検索してみると11件になりました(**検索1**)。

先生 よさそうな文献もありますが，母数が少ないので心もとないですね。『Clinical Queries』は短時間で精度の高い検索を行うのには向いていますが，目的のテーマについてもれなく文献を探すのには不向きです。今回の検索語はかなり文献を限定することがわかりましたから，今回は，PubMedのクエリーボックスに直接CHA 2 DS 2 VASCを入力してみましょう。

編集 29件が検索されました。

先生 29件を一つずつ確認してもよいのですが，試しにmortalityもしくはstrokeということで検索語を追加してみましょう。ORとANDの混合検索式になりますので括弧を入れるのを忘れないようにしましょう。

編集 (mortality OR stroke)をCHA 2 DS 2 VASCの前に追加すると，23件に絞られました(**検索2**)。

先生 今回のPECOに関係するコホート研究が2件みつかりましたね(**Evidence 1, 2**)。ただコホート研究から，最初にたてたPECOに答えるような抗凝固薬投与の妥当性を議論するのは困難ですが。

(検索：2011年11月)

エビデンス解説（p.67, p.69に文献概要あり）

Evidence 1は対象が心房細動で入院したデンマーク全国民，Evidence 2は保険制度のデータベース(カナダ)ということで両試験とも研究の質は高い。また全対象者をCHADS$_2$, CHA$_2$DS$_2$-VAScスコア両方で評価していることで，背景が全く同じ条件での比較ができる。両エビデンスの結果から，CHADS$_2$スコアで低-中等度リスク(0, 1)であった場合に，CHA$_2$DS$_2$-VAScスコアで再度評価することで，そのなかの高リスク患者を見出すことができるかもしれない。

(名郷直樹)

検索1：(Therapy/Broad [filter]) AND (CHA 2 DS 2 VASC)
検索2：(mortality OR stroke) AND CHA 2 DS 2 VASC
Evidence 1：デンマークの全国前向きコホート研究 (*BMJ.* 2011; 342: d124.) [PMID：21282258]
Evidence 2：カナダの住民コホート研究 (*Heart.* 2011; 97: 2046-50.) [PMID：22076011]

📖 Clinical Queries

PubMedの検索機能の一つ。キーワードを入力し簡単なフィルターを選択すると自動的に検索式が生成され，ある程度絞り込まれた検索結果が表示される。検索フィルターにはSystematic ReviewsやClinical Study Categoriesなどがある

📖 研究デザインと信頼性

ランダム化比較試験(RCT)は，単独の臨床試験ではもっともエビデンスレベルが高い。RCTの結果を統合したメタ解析の質もRCTと同様に扱われる。一方，観察研究(コホート研究)はRCTやそのメタ解析に比べるとエビデンスレベルは劣る

参考になりそうな文献はみつかった → 臨床現場では実際にどうすべきか → 専門家の考え(CORE)を読んでみる

CQ 10　抗凝固療法適応のためのリスク評価はCHADS₂スコアかCHA₂DS₂-VAScスコアか？

CORE Current Opinion & REview

まずCHADS₂スコアを算出し，CHADS₂スコアが0点と1点の症例をさらにCHA₂DS₂-VAScスコアで再評価する。CHADS₂スコアやCHA₂DS₂-VAScスコアに応じて，ダビガトラン療法，リバーロキサバン療法，ワルファリン療法，および抗凝固療法を行わないかのいずれかを選択する。

（回答：矢坂正弘）

●はじめに

CHADS₂スコア（0-6点）は，簡便できわめて有用な，非弁膜症性心房細動における脳梗塞発症のリスク評価方法である。その点数に応じて脳梗塞発症率は上昇し，2点で年間脳梗塞発症率が4％に達するため，2点以上ではワルファリン療法のよい適応である。ところが非弁膜症性心房細動患者の半数が該当する，0点や1点でのワルファリン療法の適応があいまいであり，その点が問題となっている。

そこで65歳以上でのリスク，冠動脈疾患などの血管疾患合併例でのリスク，および75歳以上でのリスクがさらに大きいことを勘案し，より細かくリスクを評価する新たな方法としてCHA₂DS₂-VAScスコアが考案された。

●CHADS₂で0点，1点の患者を CHA₂DS₂-VAScで細かく評価

デンマークで心房細動症例を登録して行われたnation-wide cohort study（Evidence 1）で，ワルファリン療法を受けていない約7万人の対象者のうちCHADS₂スコアとCHA₂DS₂-VAScスコアでそれぞれ0点もしくは1点の症例の全体に占める割合を調べると，前者が54.6％，後者が19.9％であり，CHADS₂スコアで0点や1点で方針があいまいなグループが，CHA₂DS₂-VAScスコアで細かくリスク評価されることがわかる[1]。同研究のCHA₂DS₂-VAScスコア0点，1点，および2点による「血栓・塞栓症による入院や死亡」の1年間の発生率は，それぞれ0.78％，2.01％，および3.71％であった。

日本人のワルファリン療法中の頭蓋内出血発症率が0.6-1.0％であることを考えると，0点では，脳梗塞予防効果が頭蓋内出血発症率を上回ることは期待できないため，ワルファリン療法を行わない選択が妥当であると思われる。それでも抗凝固療法を考える場合は，頭蓋内出血発症率が大幅に少ない新規経口抗凝固薬を選択すべきであろう。一方，CHA₂DS₂-VAScスコア2点では年間発症率が3.71％と4％に近似することから，CHA₂DS₂-VAScスコア2点以上で抗凝固療法を選択することは理にかなっている。また，CHA₂DS₂-VAScスコア1点では，抗凝固療法は考慮可に留まるようだ。

●ダビガトラン，リバーロキサバンの適応は？

新規経口抗凝固薬はワルファリンと比較して同等か，それ以上の効果を有しながら，頭蓋内出血が大幅に減少するという特徴を有する。脳出血のみならず，脳梗塞が頭蓋内出血の大きなリスクであることが相次いで報告されていることを考えると，脳梗塞の二次予防では新規抗凝固薬はワルファリンより適するといえよう。ダビガトランは第Ⅲ相試験（RE-LY試験）のサブ解析で，CHADS₂スコア0点と1点の症例（大部分は1点）において，脳梗塞や全身塞栓症の発症が，全対象と同様に抑制されるのに加え，大出血や頭蓋内出血も大幅に抑制されることが明らかとなった[2]。そのため日本循環器学会の「心房細動における抗血栓療法に関する緊急ステートメント」で，CHADS₂スコア1点の場合は従来

Evidence 1

PATIENT 心房細動患者 73538 例
EXPOSURE CHA₂DS₂-VASc スコアによる評価
COMPARISON CHADS₂ スコアによる評価

OUTCOME		CHADS₂ = 0	CHADS₂ = 1	CHADS₂ ≧ 2	CHA₂DS₂-VASc = 0	CHA₂DS₂-VASc = 1	CHA₂DS₂-VASc ≧ 2
血栓塞栓症による入院または死亡の発生率 (/100人・年) (95%CI)	1年後	1.67 (1.47-1.89)	4.75 (4.45-5.07)	12.27 (11.84-12.71)	0.78 (0.58-1.04)	2.01 (1.70-2.36)	8.82 (8.55-9.09)
	5年後	1.28 (1.19-1.38)	3.70 (3.55-3.86)	8.30 (8.08-8.51)	0.69 (0.59-0.81)	1.51 (1.37-1.67)	6.01 (5.88-6.14)
	10年後	1.24 (1.16-1.33)	3.56 (3.42-3.70)	7.97 (7.77-8.17)	0.66 (0.57-0.76)	1.45 (1.32-1.58)	5.72 (5.60-5.84)
全死亡 (/100人・年) (95%CI)	1年後	9.33 (8.85-9.84)	24.50 (23.82-25.20)	35.47 (34.75-36.20)	4.85 (4.31-5.45)	10.32 (9.61-11.08)	30.46 (29.97-30.96)
	5年後	5.14 (4.95-5.33)	16.61 (16.29-16.93)	25.46 (25.11-25.83)	2.56 (2.36-2.78)	5.81 (5.52-6.10)	21.07 (20.83-21.30)
	10年後	4.70 (4.54-4.86)	15.93 (15.65-16.22)	24.87 (24.53-25.21)	2.29 (2.12-2.47)	5.33 (5.09-5.58)	20.32 (20.10-20.54)

■ 血栓塞栓症による入院または死亡のCOX回帰モデルにおけるC統計量* (95%信頼区間)

予測に用いたグループ分け	1年後	5年後	10年後
CHADS₂スコアによる評価 (0 or 1 or ≧2)	0.722 (0.694-0.748)	0.796 (0.778-0.812)	0.812 (0.796-0.827)
CHA₂DS₂-VAScスコアによる評価 (0 or 1 or ≧2)	0.850 (0.829-0.871)	0.880 (0.866-0.893)	0.888 (0.875-0.900)

*1に近いほど，正確な予測であるといえる

■ ビタミンK拮抗薬投与率

1年後	5年後	10年後
12.4%	19.0%	20.9%

ビタミンK拮抗薬投与例を除いた解析も実施したが，結果に影響は与えなかった

DESIGN 前向きコホート研究

対象者：心房細動で入院したデンマーク全国民の登録研究。1997-2006 年に非介膜症性心房細動あるいは心房粗動と診断された全患者について，退院7日後より追跡開始。退院前の180日間および退院後7日以内にビタミンK拮抗薬およびヘパリン治療が実施された症例は除外
追跡期間：10 年
追跡率：記載なし
評価者のマスキング：記載なし
交絡因子の調整：抗血小板併用療法で調整

交絡因子：研究対象となっている因子（予測因子）と観察事象の真の関係性が歪められるような別の因子のこと

Olesen JB, et al. Validation of risk stratification schemes for predicting stroke and thromboembolism in patients with atrial fibrillation: nationwide cohort study. *BMJ.* 2011; 342: d124. [PMID: 21282258]

CQ 10　抗凝固療法適応のためのリスク評価は CHADS₂ スコアか CHA₂DS₂-VASc スコアか？

のワルファリン療法が「考慮可」であるのに対し，ダビガトラン療法は「推奨」とされた（▶図1）。

一方，リバーロキサバンもその優れた特質から CHADS₂ スコア1点での投与は考慮できるが，第Ⅲ相試験での対象が CHADS₂ スコア≧2点であり，CHADS₂ スコア0点や1点でのリスク・ベネフィットの詳細に言及できない。

● 抗血栓療法「考慮可」を CHA₂DS₂-VASc スコアで再評価

実際の抗血栓療法は，まず日本循環器学会のガイドラインと緊急ステートメントに沿って考慮すべきである。さらに細かく CHA₂DS₂-VASc スコアや，新たに承認された第 Xa 因子阻害薬リバーロキサバンをも考慮して考えると，図2のような抗凝固療法選択に関するフローチャートが妥当と思われる。

まず CHADS₂ スコアを算出し，2点以上ではダビガトラン，リバーロキサバン，もしくはワルファリンを

▶図1　心房細動における抗血栓療法

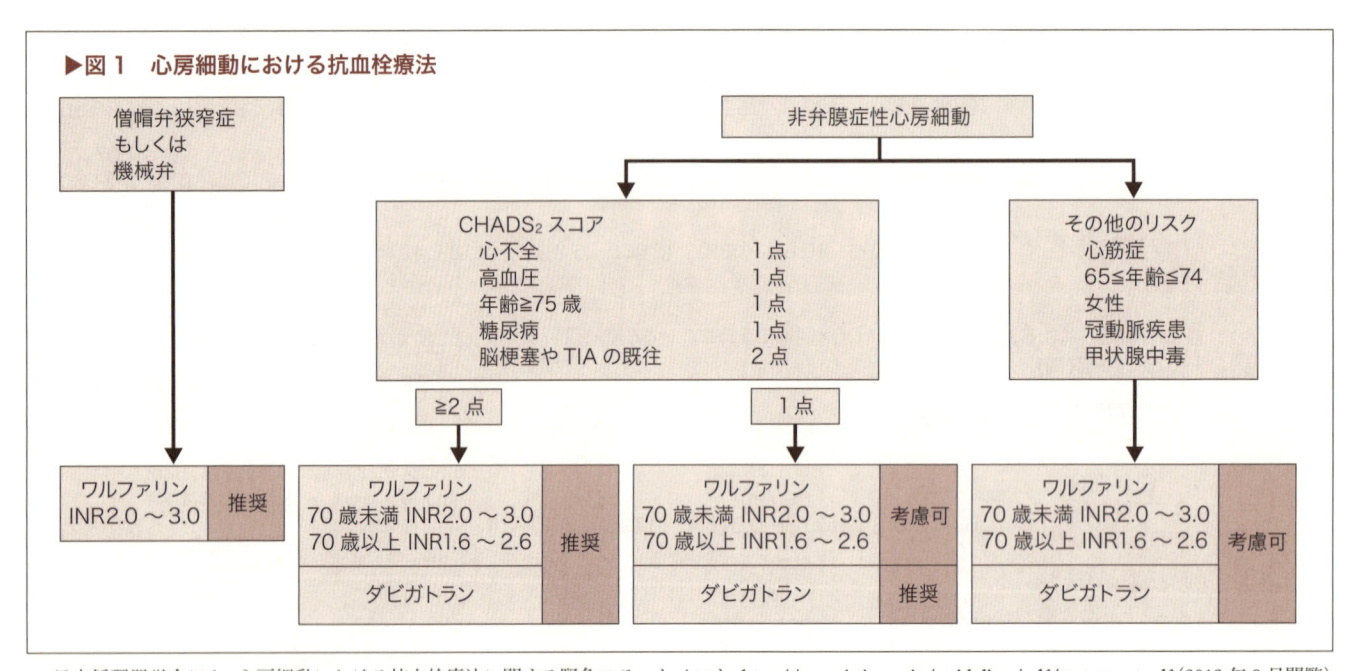

▶図2　CHA₂DS₂-VASc を取り入れた抗凝固療法指針

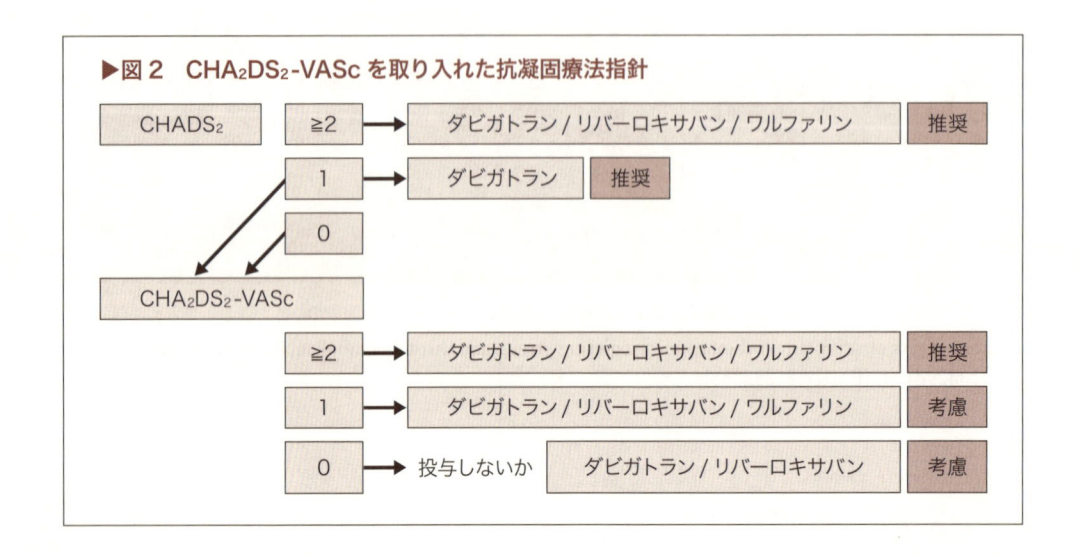

投与する。1点ではダビガトランの投与を推奨するが，ダビガトラン投与のリスクが高いと考えられる場合は，0点の場合と同様にCHA$_2$DS$_2$-VAScスコアを算出する。CHADS$_2$スコアで「考慮可」で示される，やや方針があいまいな部分をCHA$_2$DS$_2$-VAScスコアで再評価するわけだ。CHA$_2$DS$_2$-VAScスコアが2点以上ならダビガトラン，リバーロキサバン，もしくはワルファリン投与を行う。1点の場合はそれらを「考慮可」。0点の場合は「投与しない」か，投与する場合は頭蓋内出血が大幅に少ないダビガトランか，リバーロキサバンからの選択が妥当であろう。

core

■ 回答：矢坂正弘（国立病院機構九州医療センター脳血管センター・臨床研究センター脳血管内科）

プロフィール ● 1982年熊本大学卒業。85年に国立循環器病センター（山口武典部長[現 名誉総長]）へ。93年脳梗塞の研究で医学博士取得（七里元亮熊本大学教授）。94年にメルボルン大学オースチン病院神経内科（Geoffrey A. Donnan教授）へ脳血流と超音波検査の臨床研究で留学。その後，国立循環器病研究センター（峰松一夫副院長）勤務を経て2005年より九州医療センター脳血管神経内科科長，臨床研究推進部長。心原性脳塞栓症の病態，血栓止血学，超音波学を研究している。

参考文献

1) Olesen JB, et al. *BMJ*. 2011; 342: d124. [PMID：21282258]
2) Oldgren J, et al. *Ann Intern Med*. 2011; 155: 660-7, W204. [PMID：22084332]

Evidence ● 2

PATIENT
心房細動患者 42834例

EXPOSURE
CHA$_2$DS$_2$-VAScスコアによる評価

COMPARISON
CHADS$_2$スコアによる評価

OUTCOME

死亡率（年間, %）

	CHADS$_2$ =0	CHADS$_2$ =1	CHADS$_2$ ≧2
CHA$_2$DS$_2$-VASc=0	4	−	−
CHA$_2$DS$_2$-VASc=1	5.5	5.4	−
CHA$_2$DS$_2$-VASc≧2	7.4	12.9	23.6

脳血管イベントまたは死亡の複合（年間, %）

	CHADS$_2$ =0	CHADS$_2$ =1	CHADS$_2$ ≧2
CHA$_2$DS$_2$-VASc=0	4.5	−	−
CHA$_2$DS$_2$-VASc=1	6.4	6.0	−
CHA$_2$DS$_2$-VASc≧2	8.4	14.5	31.3

■ ワルファリン投与による年間のイベント抑制効果
（脳血管イベントまたは死亡の複合，解析対象は8780例）

	OR	95%CI	NNT/年
CHADS$_2$=0	0.80	0.48-1.35	111
CHADS$_2$=1	0.52	0.41-0.67	23
CHADS$_2$≧2	0.61	0.53-0.71	15
CHA$_2$DS$_2$-VASc=1	0.60	0.27-1.32	50
CHA$_2$DS$_2$-VASc≧2	0.60	0.53-0.68	20

OR：オッズ比
95% CI：95%信頼区間
NNT：治療必要数

DESIGN 前向きコホート研究

対象者：カナダのアルバータ州における単一支払者保険制度のデータベースに登録され，2000年1月1日〜2005年12月31日までに新規で非弁膜症性心房細動と診断された20歳以上の連続症例42834例。ワルファリン投与については65歳時の投薬状況を登録したデータベースを用いた（情報が抽出されたのは8780例）

追跡期間：1年
追跡率：記載なし
評価者のマスキング：記載なし
交絡因子の調整：年齢，併存疾患，施設で調整

Sandhu RK, et al. Risk stratification schemes, anticoagulation use and outcomes: the risk-treatment paradox in patients with newly diagnosed non-valvular atrial fibrillation. *Heart*. 2011; 97: 2046-50. [PMID：22076011]

◀» **VOICE**

Albert L. Waldo
The Walter H. Pritchard Professor of Cardiology, Case Western Reserve University School of Medicine

CHA₂DS₂-VASc スコアにより治療戦略の見極めが可能に

CHA₂DS₂-VASc スコアは，CHADS₂ スコアの評価対象となったうっ血性心不全（C），高血圧（H），年齢（75歳以上，A），糖尿病（D），脳梗塞／一過性脳虚血発作の既往（S）のほかに，血管疾患（V），年齢（65〜74歳，A），性別（女性，S）を追加したリスクスコアです。年齢のカテゴリーが二つ含まれますが，これは65歳ですでに脳卒中発症リスクが高まることが重視されたためです。V，A，Sは補足的な危険因子であり，これらは一度，ACC/AHA/ESC の 2006 年のガイドラインで「あまり有用でない／弱い」とされたという経緯があります。しかし，CHA₂DS₂-VASc スコアで復活しました。これは非常に適切な判断だと思います。なぜなら，これによってリスクの低い層をさらに細かく層別化することができるからです。

ESC における心房細動管理の特別調査委員会が発表したガイドライン（*Eur Heart J.* 2010; 31: 2369-429.）では，CHA₂DS₂-VASc スコア「0」の場合，「アスピリン 75-325 mg/ 日のみ，もしくは治療なし。望ましくはアスピリンを投与しない」とされ，「1」では「ワルファリンなどの経口抗凝固薬，もしくはアスピリン 75-325 mg/ 日，望ましくは経口抗凝固薬を投与」，「≧2」では「経口抗凝固薬を投与」とされました。詳細なリスク層別化によって，経口抗凝固薬を投与すべき患者の見極めが可能になり，結果的に経口抗凝固薬が投与される患者数は増えると思います。これは歓迎すべきことです。

実際の診療では，脳卒中リスクのみならず，同時に出血リスクも評価しなければなりません。脳卒中と出血には共通の危険因子があることは非常に重要な点であり，なかでも年齢はもっとも重要です。私は出血について HAS-BLED スコアを重視しています。同スコアが「3」以上である場合は，抗凝固薬を投与すべきかどうか慎重に判断する必要があります。ほとんどの場合は，出血リスクは脳卒中予防というベネフィットによって正当化されますが，それを加味しても慎重に考慮することが求められます。

■ CQ 10 企画：奥村　謙（弘前大学大学院医学研究科循環呼吸腎臓内科学）
■ 協力：名郷直樹（武蔵国分寺公園クリニック）

From the investigators

閉経後女性における スタチンの糖尿病発症リスク

2012年1月，閉経後女性を対象としたWHIのコホート研究において，スタチン服用が糖尿病リスクを48%増加させることが報告された (*Arch Intern Med.* 2012; 172: 144-52.)。女性を対象にした大規模な解析はこれまで行われておらず，大きな関心が寄せられている。そこで本誌では，この研究のfirst authorであるCulver氏とlast authorのMa氏に，スタチンによるリスク・ベネフィットについての考えやアジア人データの解釈などを中心に聞いた。

★スタチンと糖尿病発症リスクについては今号のCQ1 (p.6-11) でも取り上げられている。

■ Woman's Health Initiative (WHI) からの報告

Culver AL, et al. Statin use and risk of diabetes mellitus in post-menopausal women in the Women's Health Initiative. *Arch Intern Med.* 2012; 172: 144-52. [PMID：22231607]

First author
Annie L. Culver, BPharm.
Divisions of Preventive and Behavioral Medicine, Department of Medicine, University of Massachusetts Medical School
マサチューセッツ医科大学のコンサルティング薬剤師。メイヨークリニックの病院薬剤師も務める。予防・行動医学に関し，共著者として数多くの論文を発表。

Last author
Yunsheng Ma, MD, PhD
Divisions of Preventive and Behavioral Medicine, Department of Medicine, University of Massachusetts Medical School
疫学者として栄養，糖尿病，肥満，および心血管疾患の研究分野で実績をあげている。執筆論文は90以上。NIH出資の「ヒト慢性疾患の栄養・生物学的予測因子プロジェクト」の主任／共同研究者。

―― WHIの概要をお話し下さい

Ma Women's Health Initiative (WHI) は，米国国立衛生研究所 (NIH) が設置した組織であり，閉経後女性の死因・罹患・QOL低下において最重要課題となっている心血管疾患，癌，骨粗鬆症に関する研究が行われています。プログラムには複数の臨床試験と観察研究が組み込まれ，1993-1998年に健常者を含む161808例の閉経後女性が登録されました。現在も追跡が続けられており，予定では2015年に終了します。

―― スタチンと糖尿病リスクに着目された理由を教えて下さい

Ma 2010年に，二つの重大な報告がありました。一つは，Sattarらによるメタ解析 (13試験，糖尿病既往歴のない男女91140例，p.8参照) で，スタチン投与例では非投与例に比べ糖尿病発症率が有意に高いという結果が示されました (オッズ比1.09, 95%信頼区間 [CI] 1.02-1.17)。もう一つは，JUPITER試験の女性を対象としたサブ解析です。論文によると，女性では糖尿病発症率が49%高いことが示されました。これらを受けて，われわれはWHIの追跡データを解析することにしたのです。

―― WHIの解析ではスタチンにより糖尿病リスクが48%高まることが示されました (ハザード比1.48, 95% CI 1.38-1.59)。これについてどのようにお考えですか。

Culver JUPITER試験の女性についての解析結果と一致しています。JUPITER試験の対象者も65-72歳でしたから，WHIの対象者と大きな差はありません。この二つの解析結果から，女性ではスタチンにより糖尿病リスクが大きく増大することは，間違いないといえると思います。

ただしWHIでは，1993-1998年の登録時におけるスタチン服用の有無によって糖尿病発症率を比較しましたので，スタチン服用群は基本的には1993-1998年に入手可能だったスタチンを服用していました。しかし，追跡中に複数のスタチンが上市されましたので，別の種類のスタチンを服用した症例もいたはずです。このため

WHIのデータから、スタチンの種類や用量ごとの厳密な検証は行えません。ただ、たとえそうであっても、スタチン処方者や服用患者は糖尿病リスクに細心の注意を払うべきだと思います。

■ Sattarらのメタ解析
(p.8参照)
Sattar N, et al. Statins and risk of incident diabetes: a collaborative meta-analysis of randomised statin trials. *Lancet*. 2010; 375: 735-42. [PMID：20167359]

―― Sattarらのメタ解析（男女含む）で示されたオッズ比 1.09（95% CI 1.02-1.17）とWHIのハザード比 1.48（95% CI 1.38-1.59）は大きく異なりますが、これは性差、とくに閉経後女性であることが影響したと思われますか。

Culver おっしゃるとおり、Sattarらのメタ解析とWHIのデータには、大きな開きがあります。ただ、WHIのデータは観察研究に基づくものですから、因果関係を明らかにすることはできません。閉経期におけるインスリン抵抗性の増大などが関与した可能性はありますが、詳しいことはわかっていません。

―― スタチンの糖尿病発症リスクは人種にかかわらず認められています。アジア人のデータについての詳細をお話し下さい。

Culver WHI参加者のうちアジア人女性は 2.56%です。日本人女性は約 2050例、そのほとんどはハワイ在住です。中国人は約 1000例でした。今回、「アジアおよび太平洋諸島」のカテゴリーで解析した結果、スタチンによる糖尿病発症のハザード

研究結果概要

閉経後女性におけるスタチン使用と糖尿病発症リスク：Women's Health Initiativeからの報告
Culver AL, Ockene IS, Balasubramanian R, Olendzki BC, Sepavich DM, Wactawski-Wende J, Manson JE, Qiao Y, Liu S, Merriam PA, Rahilly-Tierny C, Thomas F, Berger JS, Ockene JK, Curb JD, Ma Y. *Arch Intern Med*. 2012; 172: 144-52. [PMID：22231607]

目的
スタチン服用中の閉経後女性における新規発症糖尿病リスクについて、Women's Health Initiative（WHI）のデータを解析。同時に、年齢、人種、BMI値などによるサブグループ解析も実施する。

対象
WHI（米国40施設）に登録している50-79歳の閉経後女性 161808例のうち、ベースライン時に糖尿病を有していたなどの 7968例を除く 153840例。

方法
WHIの2005年までのデータを使用。スタチン服用状況は登録時と3年目に調査。半年または1年ごとの聞き取りにより、糖尿病の有無を調査した（患者の自己申告）。

患者背景
平均63.2歳。人種/民族は、アジア/太平洋諸島系 2.56%、アフリカ系 8.32%、ヒスパニック/ラテン系 3.90%、欧州系 83.71%。
ベースライン時のスタチン服用率は 7.04%（シンバスタチン 30.29%、ロバスタチン 27.29%、プラバスタチン 22.52%、フルバスタチン 12.15%、アトルバスタチン 7.74%）。

結果
1004466例・年の追跡での糖尿病の新規発症は、10242例（スタチン使用群 9.93%、非使用群 6.41%）。
スタチン使用群の非使用群に比した新規発症糖尿病ハザード比（HR）は 1.71（95%信頼区間[CI] 1.61-1.83）と有意に高かった（Cox比例ハザードモデル）。交絡因子（年齢、人種、教育レベル、喫煙、BMI、身体活動量、飲酒量、エネルギー摂取量、糖尿病家族歴、ホルモン補充療法、割り付けされた治療、自己申告によるベースラインの心血管イベント[CVD]の既往）による調整後もHR 1.48（95%CI 1.38-1.59）と依然として有意に高かった。

比は 1.78（95% CI 1.32-2.40）となりました。全体での解析で得られた 95% CI と重なるため，統計的な人種差の検出には至りませんでした。ただ症例数がアジア人のほうが圧倒的に少ないため，この結果をもって，日本人とその他に違いがあるかを判断することはできません。私は，アジア人でスタチンによる糖尿病リスクがさらに高い可能性はあると思います。なぜなら，その他の研究でもアジア人では他人種に比べスタチンに対する反応が強いことが明らかにされているためです。

——欧米諸国では冠動脈疾患（CAD）罹患率が高いため，スタチンによる CAD 予防という利益が，糖尿病発症という不利益を上回り，スタチン投与の妥当性は揺るがないという意見が多数を占めています。一方，日本人の CAD 罹患率は欧米諸国の 1/3 〜 1/4 程度です。日本人におけるスタチン投与の妥当性についてお考えがありましたらお話し下さい。

Culver 薬剤投与による利益と不利益を考える際は，人種のほかに，地域，食習慣，生活習慣などの状況を照らし合わせる必要があると思います。ですから，日本人のみを対象とした確かなデータに基づいて，臨床における意志決定を行うべきと考えます。とくに，日本におけるスタチン承認用量は欧米の半量以下です。低用量の場合にはスタチンによる糖尿病リスクも低くなる可能性が考えられなくはありません。

[サブグループ解析]
ベースライン時における「スタチンの使用期間」別の解析では，スタチン使用＜ 1 年でも多変量調整 HR 1.46（95%CI 1.30-1.64）と有意なリスク上昇を示し，1-2.9 年では 1.42（95%CI 1.26-1.59），≧3 年では 1.57（95%CI 1.40-1.77）であった。

このリスク上昇はすべての種類のスタチンで認められ，効力の弱いスタチン（ロバスタチン，フルバスタチン，プラバスタチン）と強いスタチン（シンバスタチン，アトルバスタチン）に分けた場合の調整後 HR は 1.48（95%CI 1.30-1.61），1.45（95%CI 1.36-1.61）と差は認められなかった。年齢別（50-59，60-69，≧70 歳）の解析でも，スタチン使用群では非使用群に比べ，一貫したリスク上昇が認められた。

人種 / 民族別の解析では，スタチン使用群で非使用群に比した一貫したリスク上昇が認められたが，アジア / 太平洋諸島系（HR 1.78，95%CI 1.32-2.40）では，他の人種と比べリスク上昇がもっとも顕著であった（欧州系：HR 1.49，95%CI 1.38-1.62；アフリカ系：HR 1.18，95%CI 0.96-1.45；ヒスパニック / ラテン系：HR 1.57，95%CI 1.14-2.17）。

ベースライン時の BMI 別の解析では，スタチン使用群で非使用群に比したリスク上昇が認められたが，BMI＜25.0（HR 1.89，95%CI 1.57-2.29）では，他の値に比べてリスク上昇がもっとも顕著であった（BMI 25.0-29.9：HR 1.66，95%CI 1.48-1.87；BMI≧30.0：HR 1.20，95%CI 1.09-1.33）。

ベースライン時に CVD の診断を受けていると自己申告した 24842 例と，そうでない 120173 例についても検討した結果，多変量調整 HR は CVD ありでは 1.46（95%CI 1.29-1.65），CVD なしでは 1.48（95%CI 1.36-1.62）と，CVD の有無にかかわらず一貫したリスク上昇が認められた。

さらに，スタチンのベースラインのみの使用，3 年後のみの使用，長期使用（ベースライン，3 年後ともに使用）に分けて解析したところ，いずれもスタチン使用群で非使用群と比して，一貫したリスク上昇が認められた。

結論
閉経後女性におけるスタチン使用は，糖尿病発症リスク上昇に関連していた。スタチンの種類および用量との関連については，同コホートにおけるさらなる研究が期待される。

また，米国人におけるスタチンによる好ましい効果は，一次予防よりも二次予防として用いた場合のほうが著しいため，利益と不利益のバランスについてもそれぞれで検討する必要があると思います．

Ma 二次予防においてはスタチンによる利益が不利益を大きく上回ることは確かです．しかし，一次予防においてはまだ結論を得られていないと認識しています．これも，それぞれの国ごとに検討していく必要があると思います．

――今回の研究データを踏まえると，日常臨床ではどのような点に留意すべきでしょうか．

Ma われわれ医師は，スタチンが糖尿病リスクを増加させることを真摯に受け止めなければならないと思います．スタチンを投与する際は，糖尿病の徴候について常に気を配り，定期的に血糖値を測定するべきです．患者にはスタチンは「魔法の薬」ではないことを伝え，生活習慣の改善と運動の指導をこれまで以上に積極的に行う必要があると思います．

Culver 今回，BMI低値例（< 25.0）では，高値例（≧ 30.0）よりもスタチンによる糖尿病リスクが高いという，予期しない結果が示されました．このことを含め，今後もさらなる検討が必要だと考えています．とくに女性では男性に比べ，HDL-C値が大きな影響をもたらすことも知られています．今後は，個々の患者で治療をカスタマイズするためにも，さらに細分化したリスク評価法を開発する必要があると考えています．

Comment

スタチンでの糖尿病発症増加の意味するところ

寺本 民生　帝京大学医学部内科学

2010年に発表されたスタチン投与により糖尿病新規発症が有意に増加するというメタ解析は，スタチン治療に対してホットな話題を投げかけたが，このWHIの研究結果はとくに以下の2点において衝撃的である．第一に，スタチンによる耐糖能悪化作用については，これによりほぼ確立された感があるという点．第二に，閉経後女性に限るとさらにその効果が強い（かもしれない）という点である．

周知のように，女性では心血管疾患（CVD）の発症率は低いが，糖尿病存在下ではその頻度は格段に高くなる．ほとんどのスタチン投与対象者が閉経後であることから，投与の是非が問われることになるであろう．

とはいえ，やはりリスクとベネフィットの天秤の上で判断をすることは臨床上重要である．たとえば，閉経後女性でも二次予防患者や家族性高コレステロール血症のようなきわめてCVD発症リスクが高い患者では，スタチン治療は必須である．しかし絶対リスクがそれほど高くない患者においては，動脈硬化性病変の有無を十分検討してからスタチンの投与を検討するという慎重さが要求されるということだろう．さらにスタチン投与時には，高血圧，糖尿病，喫煙などのほかの冠危険因子を意識しながら治療するのは当然として，とくに糖尿病については細心の注意が必要となると考えられる．

今後の検討課題は，これがスタチンのクラスエフェクトなのか，スタチンの投与量の問題なのかなどであり，これらについては詳細な検討が待たれる．

Proceedings 榊原カンファレンス

榊原カンファレンスの構想

診断や治療の考え方や技術は，日進月歩の勢いで変化している。目の前の患者に何を選択するのがベストなのか，良かれと判断したことが期待に添わなかったとしたら何故なのか？　バイアスの入らない評価はここでも欠かせない。そのためには多職種から構成されるプロによってさまざまな角度から吟味・検討されることが望まれるのではないか。従来，レベルが高いと評価されてきた臨床カンファレンスは，臨床病理カンファレンス（CPC）に代表されるように後ろ向きの検討，いわゆる岡目八目的知識の整理に止まっていたのではないか。

　本榊原カンファレンスでは，対象患者の問題点を"正確で緻密な病態の把握"を基盤にして前向きに検討し，医学・医療の最先端を患者に即して総括し，診断と治療に新しい光を当てることを目指している。その結果は次の回のカンファレンスにて事実として明らかにされる。事例の診療はそれぞれの局面において深化され，洗練され，まっとうな普遍化の道筋が見えてくるに違いない。プロの経験と思索によって，診療の質向上と比重をわきまえた判断力の普遍化・強化につながるだろう。カンファレンスで結晶化し得た課題が，これから取り組むべき臨床研究のポイントを突いたテーマに成長することを期待する。

榊原記念病院 院長

友池 仁暢

榊原カンファレンスの進め方

榊原カンファレンスでは，心房細動，狭心症など，一般的な循環器疾患をテーマとして取り上げる予定です。病院スタッフ全員が参加して，診療科の垣根を越えた忌憚のない議論が展開されることを目指しています。

　カンファレンスは，一人の患者の診療と同時進行で行われる予定です。すなわち第1回検討会を治療前に実施し，約2週間を空けて治療に転帰がわかった段階で第2回検討会を行います。毎回，個別患者の診断・治療が縦糸になり，横糸としてEBM，鑑別診断，最新の知見などのさまざまな情報をも盛り込みます。具体的には，初回臨床判断が必要なクリニカル・クエスチョンに応じて，その根拠となるガイドライン・エビデンスや自院のデータが紹介されます。

今回の症例

心房細動
―― 薬物療法の経過からカテーテルアブレーション実施に至るまで

座長：梅村 純（榊原記念病院 副院長）

本カンファレンスの最初のテーマとして心房細動（AF）を取り上げました。カテーテルアブレーションによる治療が普及したことでAFについての知見が急速に拡大し、循環器学のどの学会でもメインテーマとしてさまざまな角度から深く検討されるようになりました。このような時代背景のなかで一人の患者さんをどのように診断し、治療を進めていったらよいか学んでいきたいと思います。

今回の症例は、現在治療方針決定のため入院中です。担当医の萩谷先生から、第1回検討会では、①外来での治療経過、②入院後の検査所見を紹介いただき、今後の治療方針につき検討し、次回のカンファレンス（第2回検討会）で入院治療の経過を報告していただこうと思います。

第1回検討会（外来の治療経過から入院後の検査所見、今後の治療法の検討まで）

■ 入院前（外来）の治療経過

萩谷 症例は57歳男性で主訴は動悸です（**表1**）。2008年頃より不整脈を自覚、2009年のホルター心電図にてはじめてAFを指摘されました。ビソプロロール2.5mg/日とワルファリンが開始になり、その後シベンゾリン150mg/日が投与されました。しかし発作頻度の増加を認め、ピルジカイニド150mg/日に変更されましたが、規則正しい頻拍発作が起こるようになったため中止されました。2010年に施行したホルター心電図ではAFが繰り返し認められ、持続時間も延長し、ときに2：1伝導をする心房粗動波形も記録されています。また無症候性に約3秒のRR延長も認めビソプロロールは減量され、今後の治療方針決定のため不整脈外来紹介となりました。

梅村 ここまでで何かご質問はありますか。

井上 β遮断薬ビソプロロールが処方されたのは、患者の主訴である動悸の改善が目的ですか？それとも降圧が目的ですか？

萩谷 労作時に認められる動悸を改善するために投与されました。このとき明らかな高血圧は認められていません（収縮期血圧：110-120mmHg）。

浅野 脂質異常症以外の危険因子はないようですが、ホルター心電図のAFに基づいてワルファリン導入に踏み切ったということですね。

萩谷 AFが指摘されてから、発作頻度がさらに高くなり症状も悪化したため、ワルファリンが開始されたようです。CHADS$_2$スコアは0です。

江口 その後も発作頻度が増加し、シベンゾリン150mg/日が投与されていますね。それによって発作頻度が増悪したため、ピルジカイニド150mg/日への切り替えが行われたということでしたが、シベンゾリンの投与量が少ない印象があります。血中濃度は評価されていましたか。

萩谷 血中濃度の記録は残っていません。

井上 シベンゾリンは通常、副交感神経が優位な時間帯（夜間や食後）に出現するAFに対し用いられます。もともとは労作時の発作性AFがありビソプロロールが投与されたわけですが、夜間などにも症状が認められるようになりシベンゾリンを開始したということでよろしいでしょうか。

表1　症例提示

- 症例　　57歳 男性
- 主訴　　動悸
- 家族歴　父 狭心症
- 既往歴　37歳～脂質異常症、
　　　　　42歳～甲状腺機能低下症にて内服加療中
- 生活歴　飲酒ビール大びん 1本/日、
　　　　　喫煙 7～8本/日（45歳から禁煙）
- 職業　　保険会社経理関係
- アレルギー　なし
- 内服薬　① ワルファリン
　　　　　　（ワーファリン 1mg錠　3錠/日 1×朝食後）
　　　　　② アトルバスタチン
　　　　　　（リピトール 10mg錠　1錠/日 1×朝食後）
　　　　　③ レボチロキシン
　　　　　　（チラーヂンS 50mg錠　1錠/日 1×朝食後）
　　　　　④ ビソプロロール
　　　　　　（メインテート 2.5mg錠　0.5錠/日 1×朝食後）

表2 入院時の所見

現症	検査所見			
身長　176 cm	WBC	4700/μL	LDL-chol	130 mg/dL
体重　65.9 kg	Hgb	12.9 g/dL	HDL-chol	65 mg/dL
心拍数　54 bpm・整	Plt	202×10³/μL	BS	102 mg/dL
血圧　118/80 mmHg	PT-INR	1.97	HbA1c	5.8%
眼瞼結膜に貧血・黄疸なし	TT	15.5%	NT-ProBNP	34.5 pg/mL
頸動脈雑音なし	GOT	26 IU/L	hsCRP	0.07 mg/dL
呼吸音清・心音異常なし	GPT	26 IU/L	TSH	3.300 μIU/mL
心雑音を聴取しない	BUN	13.8 mg/dL	fT3	2.8 pg/mL
腹部異常所見なし	Cre	0.72 mg/dL	fT4	1.2 ng/dL
四肢に浮腫なし				

図1 入院時の12誘導心電図

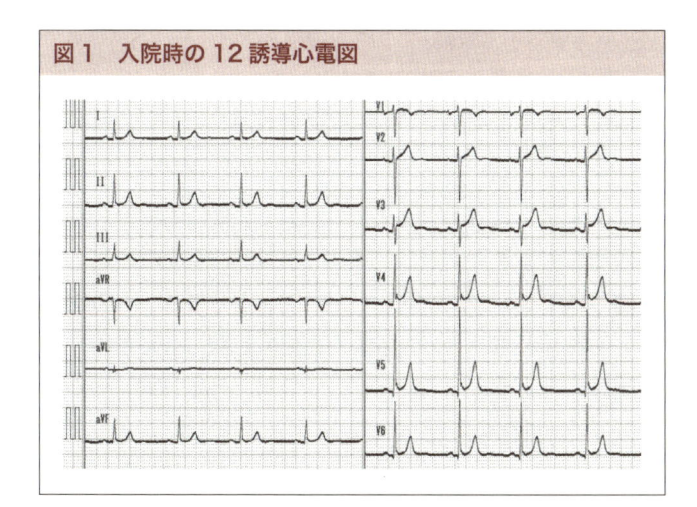

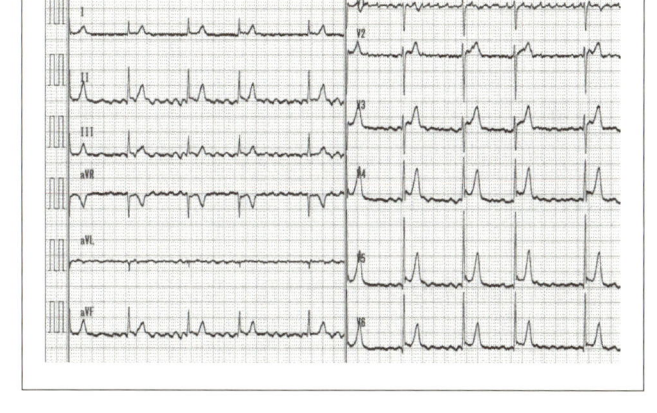

図2 発作時の12誘導心電図

萩谷　ホルター心電図では，夜間や食後にもAF発作が認められていました．おそらく，労作時の症状が強かったためにまずはビソプロロールが投与され，後にシベンゾリン，ピルジカイニドが追加されたものと思われます．

■ 入院時の所見

梅村　入院時の身体所見・検査所見につき提示をお願いします．

萩谷　表2におもな所見を示します．現症には特記すべきことはなく，検査所見では軽度の貧血を認め，PT-INRは1.97でした．入院時の12誘導心電図（図1）は洞調律で心拍数は54拍/分，ST-T変化は認めませんでした．胸部X線所見では心胸比は47%で，肺うっ血や胸水もみられていません．また，経胸壁心エコー所見にも異常はなく，左室駆出率（LVEF）は64%で，左房径は34 mmでした．発作時の12誘導心電図（図2）ではAFでレートコントロールされているようにみえますが，ホルター心電図では頻脈性AFを認め，自覚症状はAF中の心拍数上昇に一致していました．

論点1　生活，仕事，ストレスのコントロールは？

梅村　発作に強く影響するストレス，とくに仕事に関わるストレスや，飲酒，睡眠の問題などは把握されていますか．

萩谷　この方には，発作頻度が増加し始めた2008年ごろからの様子を伺いましたが，生活上・仕事上のストレスの増加，飲酒量の増加，睡眠習慣の悪化のいずれも，とくにないということでした．

谷崎　たしかに飲酒量も多くないですし，問題になるようなストレスもありませんので，特別な生活指導は不要だと思います．

　AFの患者指導は非常に難しいのですが，疾患につい

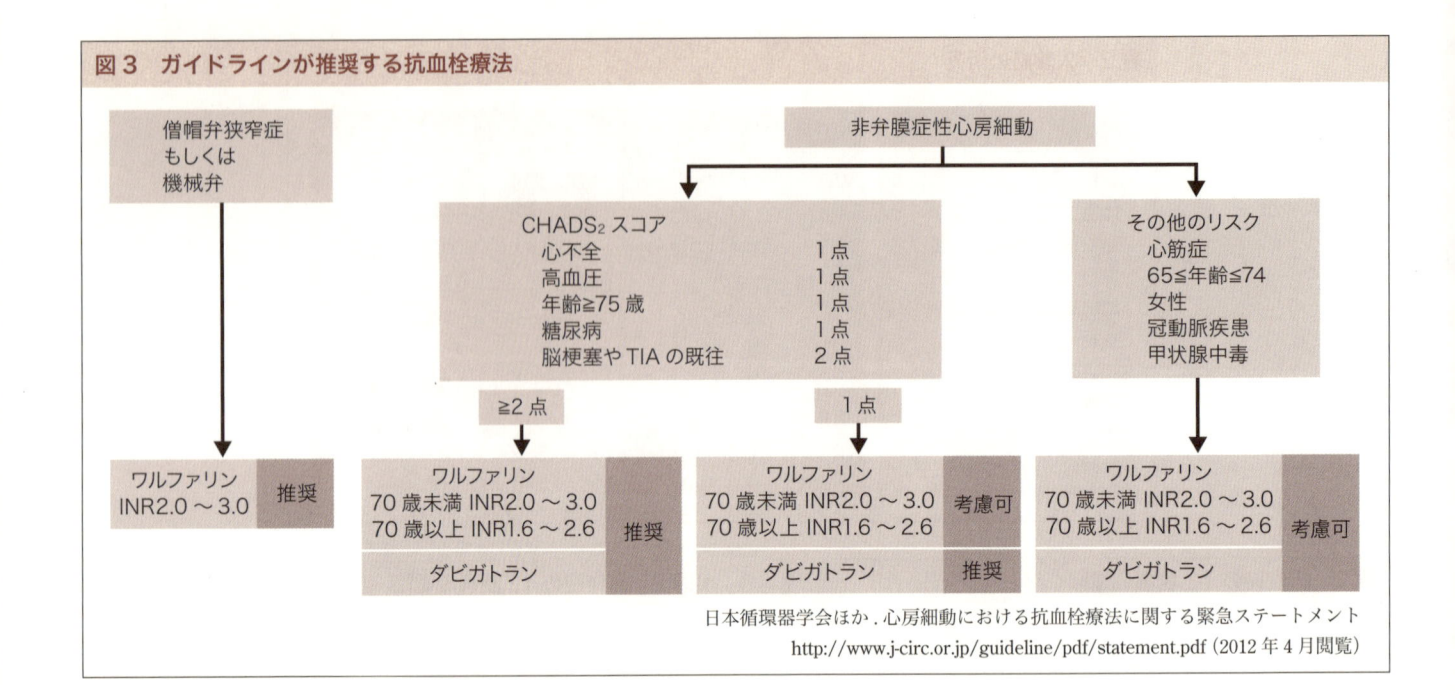

図3 ガイドラインが推奨する抗血栓療法

```
僧帽弁狭窄症                          非弁膜症性心房細動
もしくは                    ┌──────────────┼──────────────┐
機械弁                   CHADS₂スコア                        その他のリスク
 │                      心不全      1点                      心筋症
 │                      高血圧      1点                      65≦年齢≦74
 │                      年齢≧75歳   1点                      女性
 │                      糖尿病      1点                      冠動脈疾患
 │                      脳梗塞やTIAの既往 2点                  甲状腺中毒
 │                  ┌────┴────┐
 │                 ≧2点        1点
 ↓                  ↓          ↓                              ↓
ワルファリン      ワルファリン    ワルファリン                   ワルファリン
INR2.0～3.0 推奨  70歳未満 INR2.0～3.0   70歳未満 INR2.0～3.0 考慮可  70歳未満 INR2.0～3.0
                 70歳以上 INR1.6～2.6 推奨  70歳以上 INR1.6～2.6       70歳以上 INR1.6～2.6 考慮可
                 ダビガトラン        ダビガトラン 推奨              ダビガトラン
```

日本循環器学会ほか．心房細動における抗血栓療法に関する緊急ステートメント
http://www.j-circ.or.jp/guideline/pdf/statement.pdf（2012年4月閲覧）

てご理解いただき，そのうえで生活指導を行う必要があります．私どもは患者指導用のDVDを作成して，患者さんにご覧いただくようにしています．

論点2　抗凝固薬の投与は適切だったか？

梅村　先ほど浅野先生からご指摘のあった，AF症例の抗凝固薬の適応について議論を進めたいと思います．この方の場合，若年で，血栓症や一過性脳虚血発作（TIA）の既往もなく，糖尿病や高血圧，心不全といった併存疾患もありません．日本循環器学会の「心房細動における抗血栓療法に関する緊急ステートメント」(図3)[1]に従うと「抗凝固薬は不要」と判断されるのですが，フロアの先生方からご意見をいただけますか．

浅野　この症例では，外来で初めてAFと診断されてから比較的すぐにワルファリンが投与されていますが，少し強引な判断だったように思います．私なら，おそらくワルファリンは投与しません．頭部MRIなどの所見を総合して判断します．

堀川　私も同じ状況では投与しないと思います．この方のCHADS₂スコアは0ですし，心エコーの所見も正常（左心房の拡大なし）で，さらに60歳未満です．この条件でワルファリンを投与するのは，除細動が必要になるほどの症状がある方ですね．

梅村　CHADS₂スコア（表3）について補足しますと，表4に示すようにスコアが増すにつれ年間の脳梗塞発症率が増加します[2]．

谷崎　たしかにCHADS₂スコアは0点ですが，0点の方でも血栓症のリスクは1.9%/年あります．ホルター心電図でみられた発作は「起きては止まり」の繰り返しで，このような状態が週に何度も起きていました．そのため外来主治医はワルファリン投与を開始したのだと思います．ガイドラインによると持続が48時間を超えると血栓塞栓症リスクが急激に高まり，適正な抗凝固療法を行ってからの除細動が必要になります．AFのタイプが発作性か持続性かで，血栓塞栓症リスクに差がないことは知られていますが[3]，本例のように短間隔での発作を繰り返すケースでのリスクは不明な点もあります．CHADS₂スコアが低い，比較的若年者の血栓塞栓症発症リスクの層別化は重要な課題です．最近D-ダイマーが血栓塞栓症リスクを予測するマーカーとして有用であることが報告されており[4]，測定も容易で期待されます．

梅村　渡辺先生，心エコーでワルファリン投与の判断に役立てられる所見はありますか．

渡辺　発作性AFを起こす症例のなかには，拡張型心筋症（DCM）を有する方が結構います．心エコーにおける左心耳内血流は，心機能のみならず心房の収縮性を表す指標として有用ですので，DCM合併の有無を判断するためにAF患者でも注意深く評価すべきだと思います．

表3 CHADS₂スコアにおけるリスクと配点

Congestive heart failure	1
Hypertension	1
Age > 75 y	1
Diabetes Mellitus	1
Stroke/TIA	2

日本循環器学会ほか. 心房細動治療（薬物）ガイドライン（2008年改訂版）.
Circ J. 2008; 72 suppl IV: 1581-638.

表4 CHADS₂スコアと脳梗塞年間発症率

CHADS₂スコア	患者数（n=1733）	脳梗塞発症例	発症率*	95%信頼区間
0	120	2	1.9	(1.2〜3.0)
1	463	17	2.8	(2.0〜3.8)
2	523	23	4	(3.1〜5.1)
3	337	25	5.9	(4.6〜7.3)
4	220	19	8.5	(6.3〜11.1)
5	65	6	12.5	(8.2〜17.5)
6	5	2	18.2	(10.5〜27.4)

*exponential survival model National Registry of Atrial Fibrillation（NRAF）登録者の解析
日本循環器学会ほか. 心房細動治療（薬物）ガイドライン（2008年改訂版）.
Circ J. 2008; 72 suppl IV: 1581-638.

論点3 抗不整脈薬の使い方は適切だったか？

梅村 今回の症例では，不整脈に対する介入として最初にβ遮断薬ビソプロロールが処方され，抗不整脈薬が追加投与されました．「心房細動治療（薬物）ガイドライン（2008年改訂版）」では，発作性であるか持続性であるかによって推奨される抗不整脈薬が定められています（図4）[2]．今回の症例では，ビソプロロール投与後にシベンゾリンが追加され，その後，シベンゾリンからピルジカイニドへの切り替えが行われました．フロアからコメントをお願いします．

井上 今回の症例のように，2：1伝導の心房粗動の場合にシベンゾリンを用いるのはよいのですが，次に選択したピルジカイニドはピュアなNaチャネル遮断薬ですので，予防の観点ではKチャネル遮断作用を有するフレカイニドのほうがよかったのではないでしょうか．

今後の対応としては，ホルター心電図で洞調律時の総心拍数が8万台/日だったことを考えると，torsades de pointes型心室頻拍のリスクとなるIII群薬はできるだけ避けるべきです．この方は孤立性AFですので，III群薬よりも非薬物療法を考慮するべきですね．

梅村 この症例では徐脈傾向がみられますので，Ic群薬フレカイニドも決して使いやすいとはいえないですね．ところでこの症例では，最初にビソプロロールが投与されていますが，私としてはなかなか良い選択だと思いました．谷崎先生はどう思われますか．

谷崎 私も同感です．労作時の頻脈で症状が強くなるケースでは，今回のようにβ遮断薬が第一選択です．発作そのものの予防にはシベンゾリンを追加することが多いです．今回のケースではシベンゾリンは無効で，ピルジカイニドに変更されました．その結果むしろ強い動悸を自覚するようになりました．強力なNaチャネル遮断作用によるAFの粗動化が疑われます．この経過で本例は不整脈外来受診となりました．経過からは薬物療法抵抗性のAFであることがわかります．

堀川 この症例ではすでにビソプロロールが投与されていたため，シベンゾリンの追加投与でも問題ないと思うのですが，本症例のように労作時の発作が主訴である場合，β遮断作用を有するプロパフェノンも選択肢の一つだと思います．

谷崎 私もその通りだと思います．プロパフェノンにはKチャネル遮断作用はないですが，強力なNaチャネル遮断作用があり，さらにβ遮断作用を併せもつ点が非常に特徴的だと思います．

梅村 本症例では今後，方針をレートコントロールに変更する必要はあるでしょうか．

堀川 今回は，すでにビソプロロールが投与されていて，ホルター心電図で心拍数が減少していても発作が起こっていますし，若年ということもありますので，レートコントロールよりもリズムコントロールを目指すアプローチのほうが妥当だと思います．

論点4 カテーテルアブレーションの適応となるか？

梅村 次に，非薬物療法への適応についてご意見を伺います．本症例のように，労作時は脈拍が急上昇して発作

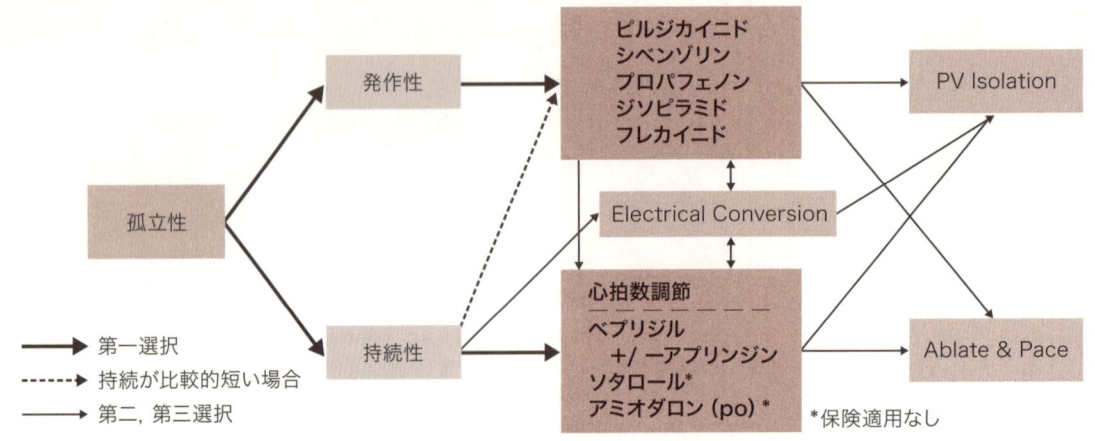

図4 ガイドラインが推奨する孤立性AFに対する治療戦略

発作性とは7日以内に自然停止するもの。持続性はそれ以上持続するものを指す。
Ablate&Pace：房室接合部アブレーション＋心室ペーシング

太線で示された矢印が第一選択。持続性の場合の第一選択は心拍数調節であるが、保険適用の範囲を超えて除細動を追求する場合には、破線以下の薬剤が候補となる（これらの薬剤には徐拍作用があるが、心拍数コントロールのための薬剤と併用することもある）。心拍数調節が十分に達成できないか、さらなる症状軽減が必要なために除細動を追求する場合にも、同様に破線以下の薬剤が候補となりうる。このいずれかの方法が、あるいはその両者が無効なときに、細い矢印に沿って第二選択肢として非薬物療法である電気ショック、肺静脈アブレーション、房室接合部アブレーションなどが考慮される。

なお持続性でも比較的持続期間の短い例ではNaチャネル遮断薬を最初に試すこともあり、その選択肢を破線矢印で示したが、発作性に対して心拍数調節や破線以下の薬剤を第一選択として使うことはない。発作性心房細動に対する第一選択薬が無効な場合の第2選択肢を限定することはしないが、手技に熟練した施設では肺静脈アブレーションが有力候補となる。

脚注：前ガイドラインで心機能正常例での第一選択薬としていた5種類のslow kineticのNaチャネル遮断薬のなかから、現在、将来とも保険適用となる見込みのない薬剤（ピルメノール）を除外し、逆にACC/AHA/ESCガイドラインでも第一選択薬とされているプロパフェノンを加えた。プロパフェノンは実験的にはslow kineticではなくintermediateとされるが、I_{to}（一過性K電流）やI_{Kur}（遅延整流K電流のとくに速い成分）などを抑制する作用も知られており、臨床的にも他のintermediate kineticの薬剤と比較して有効性／安全性についての十分なエビデンスがある（J-RHYTHM試験での使用実績もある）ことから、あえて他のslow kineticのNaチャネル遮断薬と同列に扱うことにした。一方、アミオダロン（経口）、ソタロールは心房細動への適応拡大に向けた手続きが進行中であるためリストに残した。

日本循環器学会ほか．心房細動治療（薬物）ガイドライン（2008年改訂版）
Circ J. 2008; 72 suppl IV: 1581-638.

が生じる一方、夜間に徐脈に陥っているケースでは、薬剤によるレートコントロールは困難だと考えられます。このような症例で、ペースメーカーやペースメーカー＋房室結節アブレーションを実施することは考えられますか。

井上 本症例でみられる夜間のRR延長はAF発作時のRR延長で、AFの停止時にポーズはみられないのでしょうか。そうでしたら、問題は洞結節ではなく房室結節にあり、かつ夜間ということですので、ペースメーカーの適応にはならないと思います。

梅村 ではアブレーションについては、谷崎先生、いかがでしょうか。

谷崎 循環器疾患における非薬物療法のなかで、AFに対するカテーテル治療は大きく変化した分野の一つです。比較的若年の患者における発作性AFでは、90％前後の洞調律維持効果が期待できます。この分野での今後の課題は、まず施行例の長期成績がどうかという点、非肺静脈起源の症例に対する戦略や基礎心疾患を有する症例に対する有効性の検討、持続性AFに対する方法論などがあげられます。「心房細動治療（薬物）ガイドライン（2008年改訂版）」において、心機能の良好な、薬物療法抵抗性、有症状の発作性AFに対するカテーテル治療の適応は「クラスIIa」でしたが、これから発表される予定の非薬物治療ガイドラインでは、施設基準を設けたうえで「クラスI」の適応となる予定です（注：2012年4月現在、すでに「不整脈の非薬物治療ガイドライン（2011年改訂版）[5]」が発表され、施設基準は年間の施行症例数が50例以上の施設とされた）。

表5 アブレーション適応についての当院の方針

アブレーションの良い適応	アブレーションの悪い適応
・75歳以下 ・強い症状でQOLが低下している（有症状） ・左房径の拡大が軽度（<45mm） ・発作性心房細動 ・薬剤抵抗性（2剤以上）	・80歳以上 ・無症状あるいは症状が軽微な症例 ・左房径が50mm以上に拡大 ・永続性（慢性）心房細動

当院での適応を**表5**に示します。

梅村 そうしますと，今回の症例は薬剤抵抗性ですし，労作時の自覚症状も強いため，アブレーションの適応になると考えられます。フロアの先生方いかがでしょうか。

高梨（心臓血管外科） 谷崎先生にお示しいただいた**表5**では，左房径が50mm以上に拡大しているケースはアブレーションの適応にならないということでした。これは，アブレーションを実施しても意味がないということですか。

谷崎 左房径が50mmを超える症例ではカテーテルアブレーションでは難渋します。一方，外科症例ではもう少し大きな左房径の症例でもある程度の成績が得られていますから，左房径が50mm以上の症例の場合は外科での治療を考慮します。このようなケースでも手術後は洞調律になります。

Maze手術の考案者であるCoxらのグループや小坂井らは，長期の洞調律維持を報告しました[6,7]。その一方で，左房径が著明に拡大した症例ではMaze手術でもAFが戻らない，あるいは早期に再発するとの報告もあります。サイズに関しては60-70mmなどと報告によってまちまちです。電気的，器質的リモデリングの進行した症例では結果が得られにくいのだと思います。その意味で左房径は簡便な指標になると思います。

梅村 ありがとうございました。時間となりましたので，本症例の第1回検討会を終了します。今回の議論をふまえたうえで治療方針を決定し，後日開催する第2回検討会で，その経過を紹介し，課題を掘り下げていきますので，ぜひご参加下さい。

第2回検討会（カテーテルアブレーション実施の経過と今後の課題）

梅村 第1回検討会の議論をふまえ，医局でも議論を重ねた結果，本症例ではカテーテルアブレーション（肺静脈隔離術）を実施しました。では早速，本症例で実施したカテーテルアブレーションの詳細を谷崎先生からご説明いただけますか。

■ カテーテルアブレーションの原理

谷崎 まずカテーテルアブレーションの原理をお話しします。まず，血管を通してカテーテルを心筋の照射部位に到達させます。ここで，カテーテルの先端電極と体表面に貼ってある対極板との間で高周波通電を行います（**図5**）。その際，300-500キロヘルツの周波数が使用されますが，AMラジオの周波数帯に近いことからラジオ波（radio frequency：RF）とよばれることもあります。この通電により直径3-4mm，深度2-3mmの程度の心筋が変性します。通常，心筋は伝導性の良い組織ですが，通電により電気を伝導しない，あるいは電気を発生させない性質に変化します。これがアブレーションの原理です。日本語では「焼灼」とよばれますが，実際には高周波というエネルギーを利用する，心筋を温める治療です。

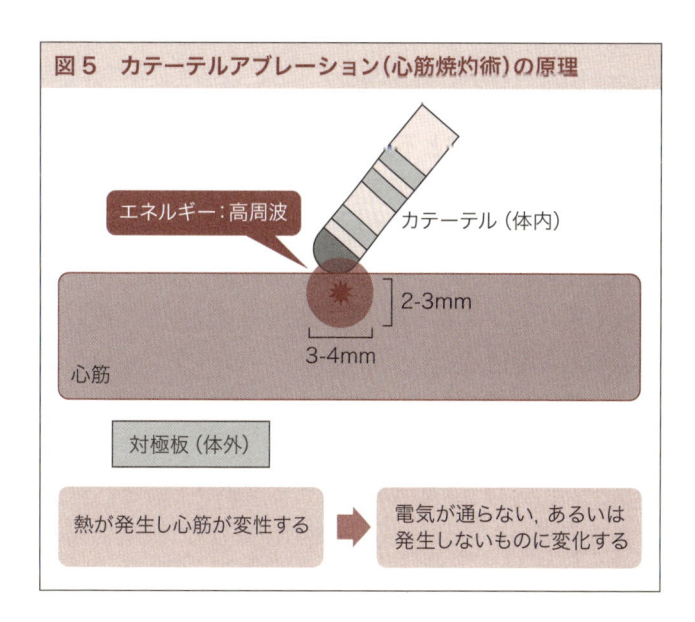

図5 カテーテルアブレーション（心筋焼灼術）の原理

エネルギー：高周波
カテーテル（体内）
2-3mm
3-4mm
心筋
対極板（体外）

熱が発生し心筋が変性する ➡ 電気が通らない，あるいは発生しないものに変化する

図6 頻拍が発生する二つのメカニズム

異常な伝導路（リエントリー）
・心房粗動（AFL）
・発作性上室性頻拍（PSVT）
・心室頻拍（VT）

刺激生成の異常
・心房頻拍（AT）
・期外収縮（PAC/PVC）
・心室頻拍（VT）

図7 リエントリーの違いと不整脈の種類

心房粗動（通常のリエントリー）
心房細動（ランダムリエントリー）

図8 AFのきっかけとなる期外収縮

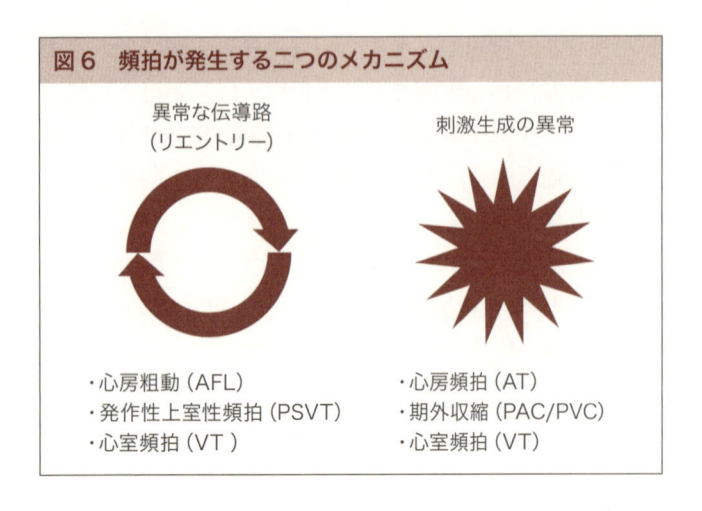

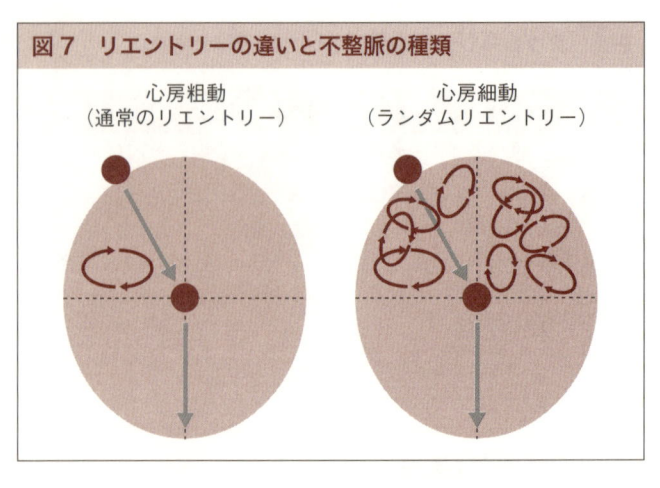

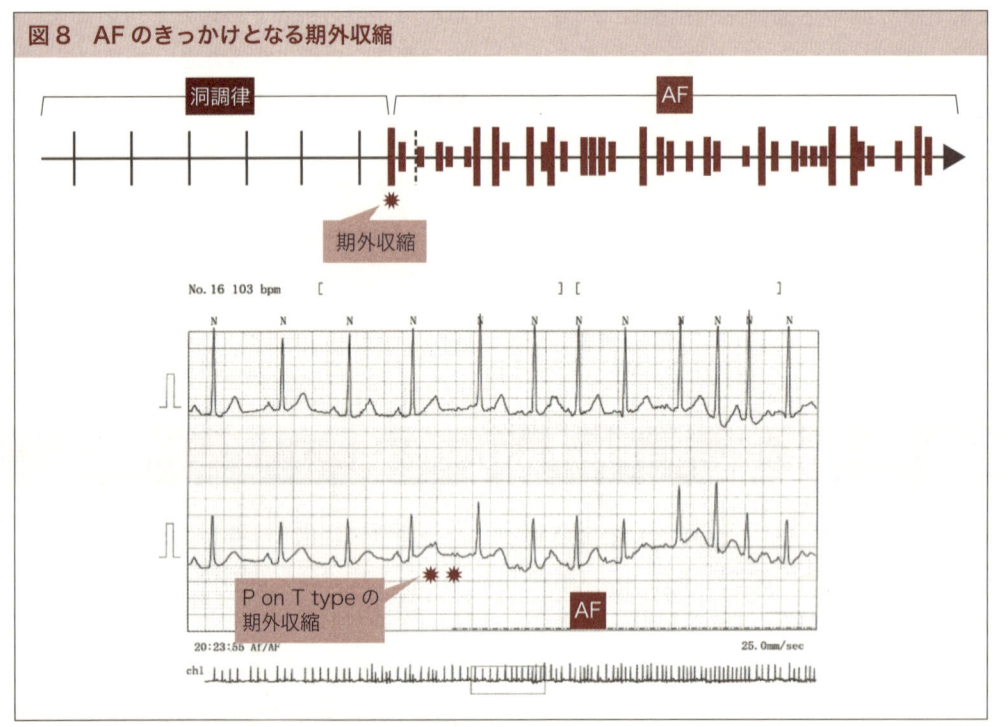

洞調律　AF
期外収縮
No.16 103 bpm
P on T typeの期外収縮
AF
20:23:55 Af/AF　25.0mm/sec

■ 電気回路の異常と不整脈

谷崎　心臓は血液を循環させるポンプの働きをしています。この心臓の動きは電気的に制御されています。その電気的な制御の不具合を「不整脈」と総称します。不整脈を脈の速さで分けると遅い不整脈である徐脈と，速い不整脈である頻拍に分かれます。カテーテルアブレーションの対象となるのは頻拍のほうです。さらにこの頻拍は，メカニズムにより二つに大別されます。大半が「リエントリー」とよばれる電気が回旋するタイプで，それ以外はある部分から連続して電気刺激が生じる「刺激生成の異常」です（図6）。たとえば心房粗動という不整脈は，三尖弁の周りを電気が回旋する大きな「リエントリー」によるものであり，AFは，心房の各所でたくさんの「リエントリー」が不規則に生じている「ランダムリエントリー」と考えられています（図7）。

■ どのようにリエントリー回路を断ち切るのか

谷崎　心房粗動のようにリエントリー回路が一つと想定される場合には，その回路の一部を断ち切ればよいわけです。しかし，ランダムリエントリーが生じているAFでは，不規則に生じる回路のすべてを断ち切ることは不可能です。そこでAFに対するカテーテルアブレーション治療

図9 4本の肺静脈付近に生じる期外収縮

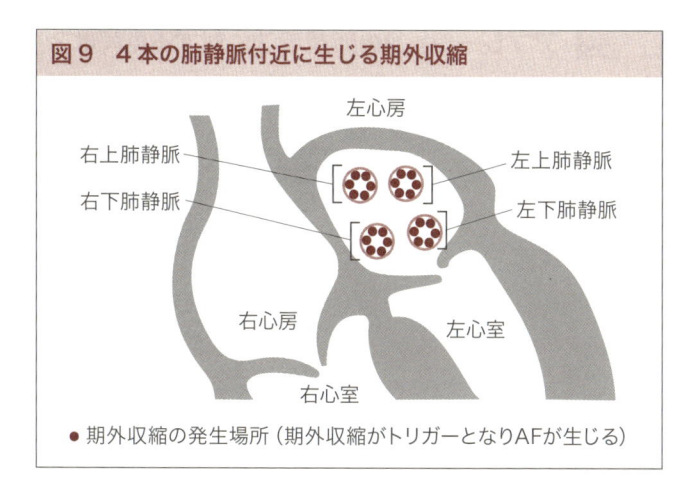

- 期外収縮の発生場所(期外収縮がトリガーとなりAFが生じる)

図10 肺静脈隔離術における焼灼部位

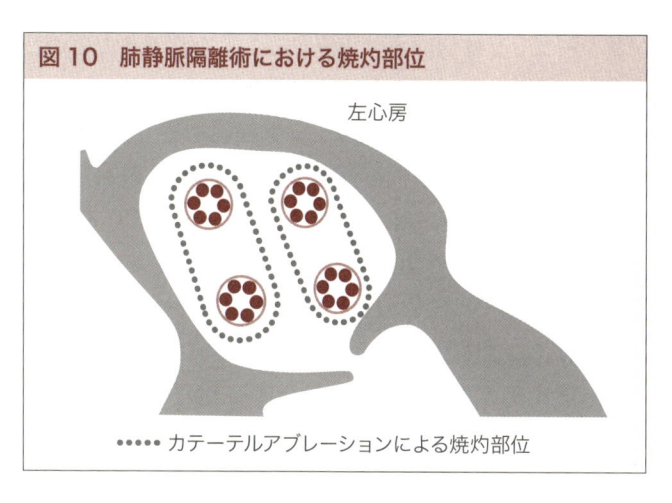

・・・ カテーテルアブレーションによる焼灼部位

図11 3Dマッピングシステム(CARTOシステム)を用いたPVI

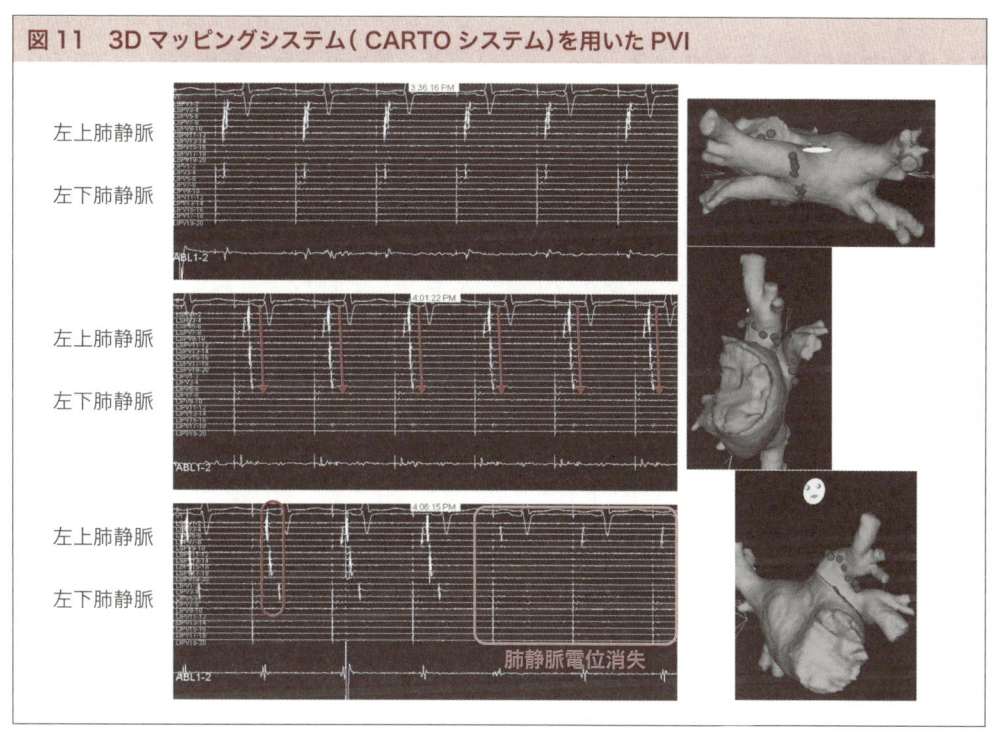

肺静脈電位消失

では, 洞調律からAFが生じるきっかけとなる,「特定の部位」からの期外収縮とよばれる電気刺激を処理することになります(図8)。この「特定の部位」をみつけたのがHaïssaguerreらのグループです。彼らはAFの94%は, 左心房につながる4本の肺静脈付近からの期外収縮に引き続いて起こることを発見しました(図9)[8]。これを契機としてAFアブレーションでの「肺静脈隔離術」(PVI)が確立しました(図10)。このPVIは薬物療法に比べ, その後の経過を大きく改善させることが報告されています[9]。PVIは左心房内での器具操作を伴うため, CHADS$_2$スコアによらず抗凝固療法が必要となります。当院では基本的に事前に経食道エコーで血栓の有無を確認し, 造影CTにて肺静脈と左心房の形態評価を行ってからカテーテル治療を行います。CARTOシステムとよばれる3Dマッピングシステム導入後の当院におけるPVI成功率は96%です。本症例では図11のようにPVIを施行, 経過良好にて退院しました。

論点1 再発への対応は?

梅村 ありがとうございました。今回の症例では心房粗動とAFの2種類の不整脈が認められ, PVIが実施されたわけですが, 今後, もし発作が再発した場合カテーテル

アブレーションは何回まで実施することをお考えですか。

谷崎 外来にて経過観察を行い，3ヵ月経過後にもAFが残存した場合には再度の治療を検討します。現在のPVIのみでは，AFの抑制率は90％程度と思われます。神経節の焼灼や，CFAEアブレーションとよばれる特殊な電位が記録される部位への焼灼などが報告されていますが，現時点では確立した方法とはいえません。当院では当初から3割程度の患者さんでは二度の治療が必要であること，それでも残存する場合にはカテーテル治療では治療が難しい可能性などをあらかじめお話ししてあります。

論点2　ワルファリン中止のタイミングは？

梅村 ワルファリンを切るタイミングについてはいかがですか。

谷崎 CHADS₂スコアの高い症例では基本的には切れないと思います。CHADS₂スコアが0で洞調律が維持できている症例で，3ヵ月後の外来でホルター心電図上のAFが認められなければ，ワルファリンを切るようにしています。

江口 洞調律に戻った後に血栓ができるかどうかは，心房の収縮能が大きく影響します。アブレーション後，その部分の心筋が気絶心筋に陥ったり，心機能が低下したりすることはないのでしょうか。

谷崎 AFから洞調律に戻ってもすぐに心房の収縮性は戻りません。その意味ではアブレーションで洞調律になっても心房収縮が回復するまでには少々時間がかかるのだと思います。しかし少なくとも当院の症例でカテーテル治療後に心機能が低下した症例はこれまではいませんでした。

論点3　アブレーションの新規手法に対する見解は？

井上 持続性AFなどの重症例に対しては，今後，どのような対応が考えられますか。CFAEアブレーションやroof lineなどの新しい手法も開発が進んでいるようですが。

谷崎 持続性AFは持続期間が重要です。持続化してから1年以内の症例では比較的良い成績が報告されますが，それ以上持続しているケースでは洞調律維持率はそれほど高くはありません。そもそもアブレーション治療は症状の改善を目的に行なわれる治療です。持続時間が長くなり，症状が軽くなっている症例で，とくに心機能の問題ないケースは心拍数コントロールが第一選択です。ただし心機能低下例や基礎心疾患のある症例ではカテーテル治療が考慮される場合があります。方法としてはCFAEアブレーションの有効性の報告は散見されますが，カテーテルによる線状焼灼には，治療後の心房頻拍などの問題もあり，効果に関してもやや懐疑的な印象をもっています。

梅村 ほかにご質問，ご意見がなければ第2回検討会を終了させていただきます。

文献

1) 日本循環器学会ほか．
http://www.j-circ.or.jp/guideline/pdf/statement.pdf
2) 日本循環器学会ほか．*Circ J*. 2008; 72 suppl IV: 1581-638.
3) ACTIVE W Investigators. *J Am Coll Cardiol*. 2007; 50: 2156-61.
4) Sadanaga T, et al. *J Am Coll Cardiol*. 2010; 55: 2225-31.
5) 日本循環器学会ほか．
http://www.j-circ.or.jp/guideline/pdf/JCS2011_okumura_h.pdf
6) Prasad SM, et al. *J Thorac Cardiovasc Surg*. 2003; 126: 1822-8.
7) Kosakai Y, et al. *J Thorac Cardiovasc Surg*. 1994; 108: 1049-54.
8) Haïssaguerre M, et al. *N Engl J Med*. 1998; 339: 659-66.
9) Pappone C, et al. *J Am Coll Cardiol*. 2006; 48: 2340-7.

■ おわりに

今回の榊原カンファレンスではAFの1例を取り上げた。AFは多彩な臨床的要素をもち，欧米，日本でもガイドラインが作成されているが，個々の症例により選択する治療法はさまざまである。今回の症例は薬物療法ではコントロールが困難で，抗凝固療法の適応に関してもディスカッションを行い，カテーテルアブレーションを選択した。今回のカンファレンスにおけるディスカッションがAFのリズム・レートコントロール，抗凝固療法選択のヒントになれば幸いである。

（座長　梅村　純）

付録 ── **EBM用語集**

あ

ITT (intention to treat) 解析
割付けされた治療から逸脱した患者や脱落した患者も含めて，最初の割付けに基づき解析をすること。ランダム化によりそろえた治療（実験）群と対照群の背景が，再び異なってしまうのを防ぐことができる（交絡因子のコントロール）。また脱落者が解析に含まれることで，実際に行われた治療に基づく解析（on treatment 解析，あるいは per protocol 解析）に比べ，飲み忘れなどが起こりうる，臨床現場に近い状態での薬の効果判定ができる

αエラー / βエラー
αエラーは偶然の差を本来の差と取り違えて有意差ありとしてしまう誤り。通常 α = 0.05，すなわち取り違える可能性を 5％まで許容する形で設定することが多い。一方βエラーは，本来差があるにもかかわらず，差がないとしてしまう誤り。1からβエラーを引いた，検出力（power：差がある場合にその差を見逃さない確率）として示される場合が多い。ともに臨床試験の研究規模の決定因子のうちの一つ

異質性バイアス
システマティックレビューの対象となる個々の論文のPECOのばらつきや，研究の手法のばらつきにより生じるバイアス。フォレストプロットを視覚的にみて，アウトカムごとの効果にばらつきがある場合は異質性が疑われる。統計学的には χ^2 検定や，I^2 統計量により検討する

NNT (number needed to treat)
治療必要数。1人の患者のイベント発生を抑制するのに何人への治療が必要かを推定した数値。治療（実験）群と対照群の発症率の差である，絶対リスク減少（ARR）の逆数で示され，NNTが少なければ少ないほど治療の効果が高いことを示す。治療（実験）群でむしろ対照群よりも発症が増える場合は，害必要数（Number Needed to Harm：NNH）という用語を用いる

オッズ比 (odds ratio)
ある事象とそれが起こらない事象の比をオッズと呼び，オッズ比は2群でのオッズの比のこと。ある事象の起こりやすさを2群間で比較して示す値であり，通常1未満であれば，治療（実験）群のほうが対照群に比べ，リスク軽減に対し優位であることを示す。発生数はわかるが，母集団が確定できないため発生率が計算できないような場合に用いられる

か

介入研究
特定の検査や治療，薬物投与など何らかの介入が行われる研究のこと

観察研究
研究の対象集団を設定した後，条件や要因を人為的に変化させない研究のこと。代表的な研究として，横断研究，症例対照研究，コホート研究があげられる。研究要因をランダムに割付けできないため，バイアスや交絡因子が入り込みやすい側面もある

clinical queries【PubMed】
米国国立医学図書館（National Library of Medicine：NLM）が提供する医学データベースである"MEDLINE"の検索システム PubMed（http://pubmed.gov/）の機能の一つ。キーワードを入力し簡単なフィルターを選択すると，自動的に検索式が生成され，ある程度絞り込まれた検索結果が表示される。検索フィルターには Systematic Reviews や Clinical Study Categories などがある

交絡因子 (confounding variable)
研究対象となっている因子（予測因子）と観察事象の真の関係性が歪められるような別の因子のこと。例えば喫煙（予測因子）と心筋梗塞（観察事象）の関係を検討する際，仮に喫煙者にコーヒー好きな人が多い場合，コーヒー摂取が心筋梗塞と関連するとされてしまい，誤った結果が出てしまうこととなる

コホート研究 (cohort study)
疾患，病態などの原因を探る目的で行われる研究。ある事項へ曝露した集団と曝露していない集団の二つの患者集団（コホート）を同定し，これらのコホートがある転帰を示すまで追跡する

コンシールメント (concealment)
割付け前，試験参加者の各介入群への割振りの順番を，研究者，医師に対し隠蔽しておくこと。試験参加者がどの介入群に割り付けされるかを知ることによって，医師が（無意識的にせよ，そうでないにせよ）影響を受けることを防ぐために行われる

さ

システマティックレビュー (systematic reviews)
EBMのプロセスに沿って書かれたレビュー。定式化されたテーマに関して，包括的な文献ソースから，明確な検索の方法論に基づき，一定の基準を満たした質の高い臨床研究を集め分析したもので，信頼性は高い。定量的に結果の統合を行ったレビューがメタ解析（しかしメタ解析がすべてシステマティックレビューとは限らない）

出版バイアス (publication bias)
少数例が対象のネガティブデータは出版されにくいため，ポジティブデータに偏重した解析により治療効果を過大に見積もりやすいというバイアス。横軸に効果の大きさ，縦軸にサンプルサイズをとり，メタ解析の対象となる試験をプロットし対称性をみる，funnel plot による評価などでバイアスの有無を確認する

真のアウトカム / 代用のアウトカム
一般的に死亡などに代表される，患者にとって重要な健康指標を指す。それに対し，代用のアウトカムというのは真のアウトカムと関連が強いと考えられる血圧などの指標のことを示す

信頼区間 (confidence interval：CI)
臨床試験の平均値から推定される母集団の平均値の数値幅。95%の確率で正しいと推定される母集団の平均値の数値幅を95%信頼区間という

絶対危険度減少率 (absolute risk reduction：ARR)
対照群でのイベント発生率と治療(実験)群での発生率との差。治療によりイベントが抑制されるのは，試験対象者全体のうち何%であるのかを示す

相対危険度減少率 (relative risk reduction：RRR)
対照群に対して，治療(実験)群では何%イベント発生率が低下したかを示す割合。1－(治療(実験)群のイベント発生率/対照群のイベント発生率)で求められる。治療効果の差をわかりやすく示すために用いられる

は

ハザード比 (hazard ratio)
追跡期間を考慮に入れ，時間経過に伴う連続的なイベント発生率を比較する指標。リスク比やオッズ比がある時点の治療効果の差を示すのに対し，イベントが「いつ」発生するかも考慮に入れているので，リスクが時間によって一定でないときに有用。追跡人数，追跡期間，発症人数，発症時期のデータが必要とされるため，前向きの研究で用いられる

p値 (p-value)
本当は差がないのに差があるとしてしまう(αエラー)確率のこと。p値があらかじめ設定しておいた確率よりも小さければ(通常<0.05で設定)，差がないという仮説(帰無仮説)が棄却され，有意差があるとされる

非劣性試験 (non-inferiority trial)
試験薬が比較薬剤よりも劣らないことを示すことを目的とした試験。事前に非劣性の限界値(マージン)，すなわち試験薬が比較薬剤に対して劣っている程度を設定し，両薬剤の信頼区間がマージンを含まない場合には，試験薬が比較薬剤に対して非劣性であるといえる

funnel plot (ファンネルプロット)
通常，横軸に効果の大きさ，縦軸にサンプルサイズをとり，メタ解析の対象となる試験をプロットしたもの。プロットした結果に対称性がみられる場合，出版バイアスが認められないことを示す

forest plot (フォレストプロット)
メタ解析に特有の図で，各試験結果の相対リスクやオッズ比などの平均値を四角で示し，信頼区間は線で，個々の研究を統合して得られた結果はひし形で表したもの。四角が大きく，信頼区間が短い試験ほど信頼性が高い試験といえる。なお，ひし形の左右の幅は統合して得られた結果の95%信頼区間を，中心は統合された相対リスクやオッズ比などを示す

複合エンドポイント (composite endpoints)
複数のアウトカムで設定されたエンドポイント。複数のアウトカムを主要評価項目とすることで，観察イベント数を増やせ，臨床試験の研究に必要とされる対象者数を減らすことができる。ただ，致死的，重篤な評価項目と中等度，軽度の評価項目が複合されることにより，結果の解釈が難しくなるなどの指摘もある

PECO
Patient(患者；どんな患者に)，Exposure(曝露；なにをすると)，Comparison(比較；なにに比べて)，Outcome(結果；どうなるか)の略語。PECOを用いて臨床現場で生じた疑問を明確にすることで，情報検索の際の適切なキーワードを選定することが容易になる

ま

マスキング (masking)
割付け後，どの介入群に割付けられているかを知ることができないようにする操作。治療法の情報が先入観となり，データ収集に影響を与えてしまう情報バイアスをコントロールするために行われる。なお，二重盲検は，患者，医師が介入の割付けについてマスキングされているということ

メタ解析 (meta-analysis)
一定の問題について検討した複数の研究結果のデータを，定量的に統合し，解析したレビュー

MeSH (medical subject headings)
米国国立医学図書館(NLM)が定める，生命科学の用語集。さまざまな医学用語をできるだけ統一して使えるようにまとめられており，PubMedなどのMEDLINEデータベースでは，内容を表す適切なMeSHの用語をそれぞれの文献に付与しており，MeSHを利用して文献を検索することもできる

元論文バイアス
メタ解析の対象となる試験の質が低いことで生じるバイアス(ランダム化比較試験ではない，ITT解析ではないなど)。それぞれの元論文の質を確認することでバイアスの有無を検討する

ら

ランダム化
背景を均等にするために，試験参加者をランダムに各介入群に振り分ける手順。治療効果を検討するにあたり，治療(実験)群と対照群の背景をそろえて，交絡因子をコントロールするために行われる

リスク比/相対リスク (risk ratio/relative risk)
治療(実験)群と対照群のイベント発生割合の比であり，治療(実験)群のイベント発生割合/対照群のイベント発生割合で示される指標。有病率など，ある一時点での治療効果を判定するのに用いられる。通常1未満であれば，治療(実験)群のほうが対照群に比べ，リスク軽減に対し優位であることを示す

付録 **CQ & COREにて実施した文献検索について**

本誌の CQ & CORE では，それぞれの疑問（CQ）を PECO 形式に定式化し，文献検索を行った。本検索では，エビデンスレベルの高い最新エビデンスを収集することを目的とし，検索された論文のなかからメタ解析を中心にその概要を紹介した。各項に提示した検索式により，CQ に関連するすべての関連論文が得られるわけではない。

検索式は原則として下記の手順に従って作成したが，CQ ごとに工夫した。詳細については本文を参照されたい。

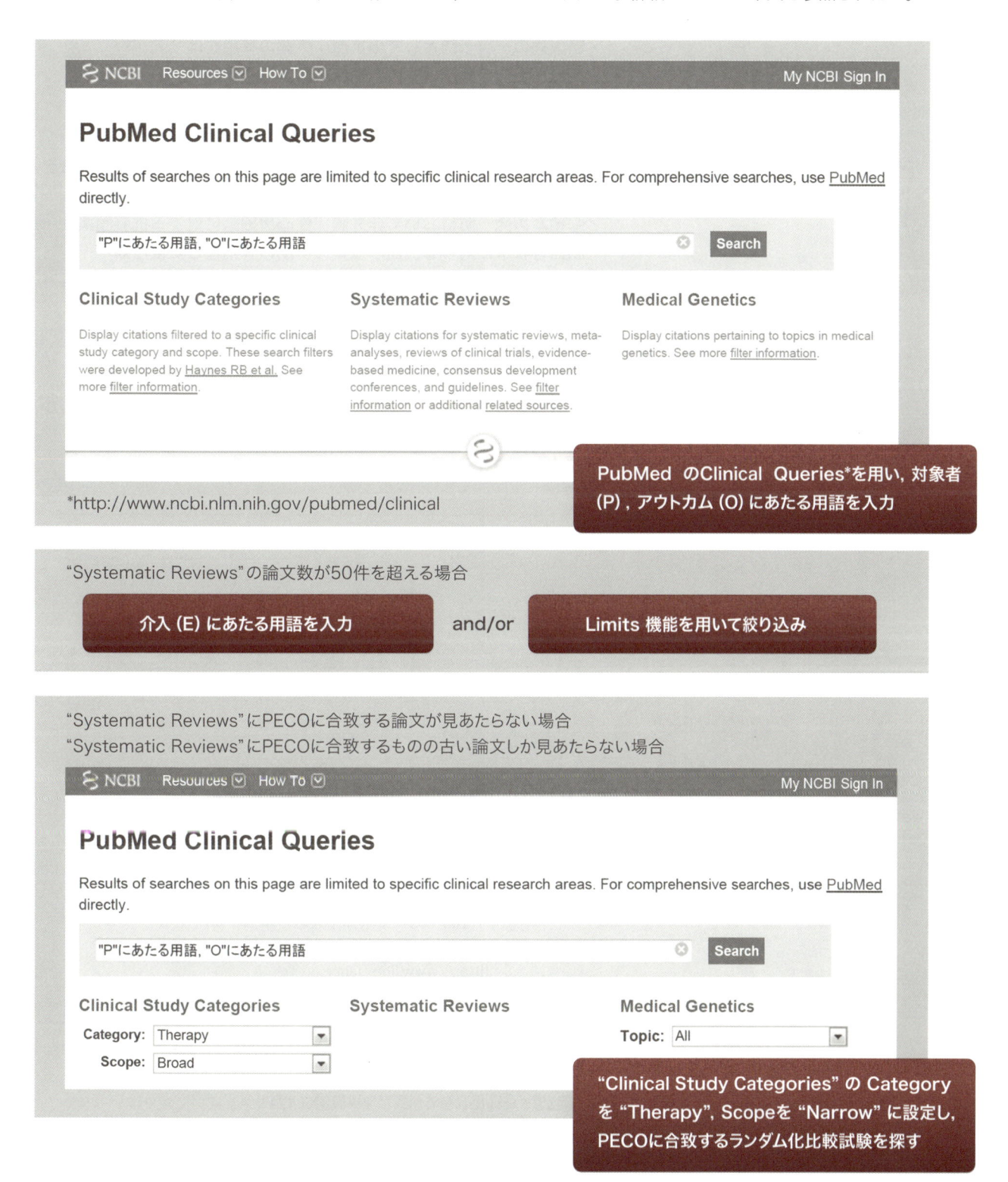

PubMed のClinical Queries*を用い，対象者（P），アウトカム（O）にあたる用語を入力

*http://www.ncbi.nlm.nih.gov/pubmed/clinical

"Systematic Reviews"の論文数が50件を超える場合

介入（E）にあたる用語を入力　and/or　Limits 機能を用いて絞り込み

"Systematic Reviews"にPECOに合致する論文が見あたらない場合
"Systematic Reviews"にPECOに合致するものの古い論文しか見あたらない場合

"Clinical Study Categories" の Category を "Therapy"，Scopeを "Narrow" に設定し，PECOに合致するランダム化比較試験を探す

次号予告
※内容は一部変更になることがあります

CORE Journal 循環器 no.2 ● 2012　　no.2は9月刊行予定です

CQ & CORE

動脈硬化
- 透析患者における心血管イベント抑制に脂質低下療法は有効か？
- HDL-Cを上昇させる治療は心血管イベントの抑制に有効か？
- 糖尿病の一次予防としての抗血小板薬の有用性は？
- 高血圧治療の降圧目標に下限値の設定は必要か？

虚血性疾患
- CABGはオフポンプとオンポンプ，どちらが有効か？
- 心房細動合併の冠動脈疾患に対して，抗血小板療法に抗凝固療法を追加すべきか？
- 脳梗塞再発予防において非弁膜症性心房細動に対する抗凝固薬と，脳血管狭窄に対する抗血小板薬の併用の有効性と安全性は？

心不全
- COPDを合併した心不全治療のあり方は？
- 急性心不全での点滴強心薬の使用方法は？

不整脈
- 心房細動の薬物治療はレートコントロールかリズムコントロールか？

榊原カンファレンス

CORE Journal 循環器 no.1 ● 2012 May
2012年5月28日 発行

編　　集：CORE Journal 循環器編集委員会
発 行 所：ライフサイエンス出版株式会社
　　　　〒103-0024 東京都中央区日本橋小舟町 11-7
　　　　TEL 03-3664-7900
　　　　http://www.lifescience.co.jp/
印　　刷：三報社印刷株式会社

ⓒライフサイエンス出版 2012
ISBN 978-4-89775-302-7 C3047

JCOPY 〈(社) 出版者著作権管理機構 委託出版物〉
本書の無断複写は著作権法上での例外を除き禁じられています．複写される場合は，そのつど事前に，(社) 出版者著作権管理機構（電話 03-3513-6969, FAX 03-3513-6979, e-mail : info@jcopy.or.jp）の許諾を得てください．